APERÇU

DE STATISTIQUE

MÉDICALE ET ADMINISTRATIVE

Sur

L'HOSPICE DES VÉNÉRIENS

DE BORDEAUX.

Bordeaux ,

IMPRIMERIE DE A. PECHADE, RUE SAINTE-CATHERINE, **18.**

APERÇU

DE STATISTIQUE

MÉDICALE ET ADMINISTRATIVE

SUR

L'HOSPICE DES VÉNÉRIENS

DE BORDEAUX.

PAR LE DOCTEUR **J.-B. VENOT**,

Membre de la Société royale de Médecine, chirurgien-adjoint à l'hospice du Guet-à-Cheval et médecin du Dispensaire.

> Quid sordidiùs, quid inaniùs decoris et tur-
> pitudinis pleniùs, meritricibus, lœnonibus,
> cœterisque hoc genus pestibus dici potest?
> Aufer meretrices de rebus humanis, turba-
> veris omnia libidinibus ; constitue matrona-
> rum loco, labe ac dedecore dehonestâveris.
> Sic igitur hoc genus homiuum per suos
> mores impurissimòs vitâ, per ordinis leges
> conditione vilissimum.
>
> (St.-Augustin *de Ordine*, lib. jj., cap. 12.

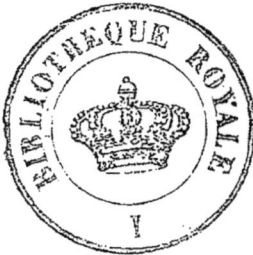

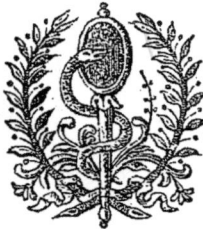

A PARIS.
Chez BAILLET, libraire,
place de l'Ecole de Médecine, 13.

A BORDEAUX,
Chez l'AUTEUR, D.-M.,
rue Saint-Paul en ville, 34.

Et chez les principaux libraires.

1837.

AVANT-PROPOS.

J'avais depuis long-tems disposé les matériaux de cet opuscule.

Placé en présence d'une spécialité médicale qui mérite d'être attentivement décrite, je regardais comme un devoir la publication des faits dont l'ensemble constitue un établissement dû à la philantropie municipale de Bordeaux, et développé dans chacun de ces annexes par les diverses administrations qui se sont succédées depuis sa fondation.

J'attendais une circonstance ; l'ouvrage posthume de Parent-Duchatelet que le Docteur Leuret vient de livrer au public me l'a fournie. (1) J'ai colligé à la hâte les particularités assez nombreuses qui se rapportent à la législation médicale des prostituées de la Gironde, et, sans donner à ces notes l'importance graphique dont le célèbre hygiéniste a fait le but de son livre, j'ai tenté d'être exact autant que

_____

(1) De la prostitution dans la ville de Paris, par J.-B. Parent-Duchatelet. 2 vol. de 600 pages.

concis dans cette sorte de supplément à l'œuvre de mon devancier.

Pour mon compte, je n'essaierai aucun détail sur l'ingénieuse exploration morale dont Parent - Duchatelet a donné le tableau. Ses observations sur une matière aussi intéressante que peu connue trouveront seulement une nouvelle preuve dans la sanction que j'accorde à chacun des principes et des argumens qu'il a posés. La prostitution, cette aberration sociale, qu'avec lui j'appelle une nécessité, a partout des caractères, des influences et des résultats identiques. Une sage tolérance, des précautions de tous les instans, une sévère prophylactique sont, en tous lieux, les obligations premières que doivent s'imposer l'homme de la loi et le médecin à qui sont remis les intérêts sacrés de l'ordre public et de l'humanité.

Bordeaux, dont on aime à citer les mœurs élégantes et pleines d'urbanité, a su depuis long-tems quitter l'ornière des traditions pour marcher dans la voie d'un progrès civilisateur. Entre toutes les villes de France, il faut convenir qu'elle se distingue par son empressement à demander aux arts et aux sciences les moyens nouveaux qu'ils apportent à la théorie du bien-être réel, comme aux utopies innombrables des besoins fac-tices. En ce qui concerne la santé géné-rale, elle doit s'applaudir de compter dans son sein, des magistrats dociles aux bons avis, et des gens de l'art fiers d'en fournir l'indication ; mais pour ce qui tient à l'infection vénérienne, que de choses restent encore à faire !

C'est à mentionner quelques-uns des abus qui ont force de loi dans la matière; c'est à indiquer les lacunes qui existent dans cet important chapitre de la salu-brité publique, qu'est surtout destinée cette publication. Les améliorations que nos magistrats ont successivement adop-tées n'en ressortiront que mieux, et commanderont plus sûrement la recon-naissance des administrés ; car aucun n'ignore que c'est par les bonnes intentions et les efforts persévérans que le bien s'organise et se développe. Alors d'utiles inventions remplacent de gothiques usages , la société se régénère , et tous les jours elle bénit ceux qui ont activement travaillé à son bonheur.

CONSIDÉRATIONS PRÉLIMINAIRES.

UN PRÉJUGÉ. — CRUELS RÉSULTATS QU'IL EN-
TRAÎNE. — HIDEUR DU CHARLATANISME. —
L'HOSPICE DES VÉNÉRIENS EST INSUFFISANT
POUR LES HOMMES QUI EN SOLLICITENT L'EN-
TRÉE. — DEUX SALLES DE L'HÔPITAL SAINT-
ANDRÉ DEVRAIENT LEUR ÊTRE CONSACRÉES. —
LA SOCIÉTÉ ROYALE DE MÉDECINE EN A FAIT
LA DEMANDE A LA COMMISSION ADMINISTRA-
TIVE DES HOSPICES.

Il est de par notre monde civilisé une
déplorable prévention, fille des tems de
barbarie, sur laquelle il faut d'abord s'expliquer : je veux parler du préjugé semi-
religieux, semi-moral, qui frappe d'un
commun anathème la maladie vénérienne,
les individus atteints de l'affection et jusqu'au nom qui sert à la désigner. On
trouve dans notre organisation sociale, si
complètement *renouvelée*, des traditions
toutes faites, des manières de voir héré-
ditaires, pour flétrir un mal, auquel,
chaque jour, s'exposent avec un rare

*

stoïcisme ceux-là mêmes qui n'en veulent entendre parler à aucun prix.

Car il est de ces puristes d'actes et de langage s'effrayant à la vue d'un hospice consacré à la plaie syphilitique, qui, victimes cachées de cet ennemi naturel, réclament l'intervention de l'art pour eux, quand ils l'interdisent, au nom de la morale, comme moyen public d'hygiène et de philantropie.

C'est à cette fatale direction d'idées, à ce système si mal compris de bienfaisance, qu'est due, par conséquence obligée, l'exclusion prononcée contre les vénériens dans la presque généralité des hôpitaux de province. Retranchés derrière l'épithète de *honteux*, qui est devenue génériquement synonyme de syphilis, les hommes chargés de la santé des grandes populations, ont laissé sur le seuil des maisons de secours ceux qui venaient implorer leur aide contre un mal proscrit. Au sein de nos villes, on a vu la misère et l'affection vénérienne rivaliser de rigueurs et placer dans la plus pénible hypothèse ces classes inférieures déjà si malheureuses. On a vu de simples et bénignes maladies, qu'un traitement de quelques semaines eût maîtrisées, s'invétérer par l'absence des soins, prendre un caractère de jour en jour plus grave, et dégénérer enfin de la manière la plus funeste, non-seulement pour les individus malades, mais encore pour leurs femmes et leurs enfans, héritiers directs de cette négation obligée de moyens curatifs.

Et combien d'exemples à invoquer sur ce fait trop souvent observable! Quelle cause plus fréquente et plus vraie de la dégénération de l'enfance dans les grandes villes, que cette négligence de guérison, qui trouve son motif dans l'impossibilité pécuniaire d'un traitement! Qu'on s'étonne après cela de rencontrer à chaque pas, dans les rues populeuses de nos faubourgs, des enfans pâles, étiolés, scrophuleux, ou chargés d'éruptions anomales, dont les rudimens presque toujours congéniaux se sont développés sous l'influence d'une mauvaise alimentation, de la malpropreté et des cent autres caractères du paupérisme ! Hideux spectacle, fâcheuses conséquences, dont il faudrait autant que possible extirper les causes premières !

Et puis, ce que refusent de faire les sociétés centrales de charité, ce que s'interdit l'administration collective des intérêts de tous, le charlatanisme le fait dans son intérêt propre et privé. Exploitateur adroit des douleurs du peuple, il sait, dans tous les cas, lui offrir de menteuses garanties. Ce qui semble un hors-d'œuvre aux directeurs - moralistes de nos hôpitaux devient pour lui une spécialité dorée ; et les sueurs de l'ouvrier, les dernières ressources de l'homme des champs, viennent, sans la compensation d'une cure, s'engloutir dans ce gouffre véritablement honteux de l'empirisme du carrefour. Par quelle anomalie, avec le religieux ostracisme d'un préjugé, laisse-t-on tapisser nos murs d'affiches prétentieusement techniques, où le mot et la chose se reproduisent quelquefois avec un cynisme dégoûtant ? Pourquoi cette libre circulation d'écrits, si clairs

qu'ils en sont scandaleux , et distribués
sans distinction à l'adolescent comme au
vieillard , au militaire comme à la jeune
fille ? Pourquoi ces annonces en plein
vent et à son de trompe , de spécifiques
merveilleux et nouvellement découverts ,
de médicamens sans mercure , de sirops ,
de poudres , d'élixirs , vendus avec toute
l'emphase que donne *la permission des
autorités de la ville* , et débitées du haut
d'un char que les badauds et les crédules
assiègent avec un dévot empressement ?

Voilà , certes , d'étranges choses ! Et
pourtant on en consacrera l'abus aussi long-
tems qu'on s'obstinera à regarder les vénériens comme des parias indignes de la
guérison. Autrefois les lépreux étaient
jetés hors la ville , et couchés sur la campagne , ils attendaient la mort ou le
miracle d'un saint. Tout en assimilant les
vénériens aux malheureux dermatosés de
l'antiquité (la concession est large , je
l'espère) , faut-il donc qu'au 19.e siècle
nos philantropes abandonnent à l'éventualité d'un prodige le mandat qu'ils ont reçu

de soulager les souffrances publiques ! Faut-il que ce venin social, contre lequel une vaccine est encore à trouver, porte à coup sûr ses sévices sur la portion la plus virile de la population, sur l'homme des masses, qui n'a que l'hospice en perspective, quand son travail de tous les jours est entravé par la maladie ! Eh quoi ! l'intempérant qui dans un accès d'ivresse s'ecchymose le crâne en tombant sur le pavé, celui-là sera recueilli par vous, et l'infortuné qu'une chute morale aura plus gravement lésé n'obtiendra pitié ni merci, et sera inhumainement repoussé des asiles ouverts à toutes les douleurs !

Ce préjugé, si peu d'accord avec la générosité des idées de l'époque, a cependant force d'opinion, et régit d'un bout de la France à l'autre tous les conseils de santé départementaux. Je me hâte d'excepter Paris, car dans ce centre commun il y a, égoïsme bien entendu pour séquestrer tout ce que la société renferme d'immonde et de contagieux. Indépendamment de spéciales localités où sont reçus les vénériens de la capitale, chaque hospice s'offre en succursale de l'hôpital du midi et prend son contingent particulier. Il n'y a répulsion pour aucun mal dans ces lieux consacrés aux misères du peuple ; ainsi partout devrait-il être, car c'est moins à la cause qu'à l'effet qu'il s'agit de s'arrêter en pareille occurrence.

Bordeaux n'est malheureusement pas en dehors de cette tradition déplorable. Les vénériens, n'importe l'âge, le sexe et la gravité des cas, sont repoussés de l'hospice général de la ville. On ne peut y faire entrer qu'avec peine les pauvres qui, sérieusement atteints d'une maladie aiguë, sont aussi porteurs de quelque symptôme syphilitique. Dans ce cas, on considère comme n'étant rien cette dernière circonstance, et sitôt l'affection principale guérie, on donne au convalescent son billet de sortie.

Je n'ignore pas que souvent une généreuse protection médicale s'est interposée entre ces malheureux et les statuts qui les proscrivent (1). On a vu, et maintenant peut-être plus que jamais, d'assez nombreux syphilitiques parmi les blessés et les fiévreux de l'hôpital St.-André recevoir des soins thérapeutiques indiqués aux cahiers des visites et prescrits par les praticiens du service ; mais ces exceptions ne peuvent être invoquées *à priori*, dépourvues qu'elles sont du caractère administratif, qui peut seul leur donner l'autorité d'un fait.

Alors que l'hôpital St.-André était situé dans l'étroit et mesquin local de la rue des Trois-Conils, l'exclusion dont il s'agit, quoiqu'également fâcheuse dans ses résultats, pouvait laisser jour à quelques motifs d'excuse ; mais depuis que, grandiose et splendidement assorti en toutes sortes

_____

(1) La lettre première de ces statuts remonte au « ré- » glement des jurats pour l'hospital St.-André » ; car on lit dans la CHRONIQUE BOURDELOISE, *anno* 1572, *page* 65 : « .... Et touchant les verollez et autres pauvres atteints de » maladies contagieuses, ne seront receuz ne mis audict » hospital. » Peut-on invoquer au tems où nous vivons, une tradition *philantropique* qui porte la date et le cachet du règne de Charles IX ! !

d'améliorations, l'hospice nouveau se pose monumentalement dans notre ville pour commander la reconnaissance des habitans et l'admiration des étrangers, il est plus que pénible d'avoir à signaler une aussi étrange lacune. Deux salles de ce magnifique établissement ne pourraient - elles pas, à l'instar de ce qui a lieu dans les hôpitaux de Paris, être affectées aux vénériens (hommes) et aux maladies cutanées ? La bienfaisance n'y trouverait pas seule une satisfaction qui lui manque, mais l'enseignement médical, si incomplet à Bordeaux, compterait un nouvel élément d'émulation pour les élèves, et de comparaison pratique pour les médecins eux-mêmes.

La société royale de médecine, dans son zèle ardent pour un progrès bien compris, a, dans le commencement de l'année 1836, adressé à la commission administrative des hospices, un travail sagement élaboré, sur les diverses réformes que le réglement de l'hôpital St.-André a besoin de subir pour s'harmoniser avec les exigences scientifi-

ques et sanitaires de l'époque. Au nombre
des propositions adressées à l'administration, il en est une qui l'engage à souscrire
au vœu que j'ai plus haut exprimé, vœu
que j'eus le bonheur de proposer comme
amendement lors de la discussion, et de
faire adopter par la compagnie entière.
Un service de vénériens, organisé sur
les bases indiquées par la société de médecine, serait, en effet, la plus sage comme
la plus fructueuse des innovations ; car on
ne peut sérieusement prétendre que ce
service existe déjà dans notre ville. Si,
par une extension de système, la municipalité a ouvert une salle de 25 lits à
l'hospice du Guet-à-Cheval , faut-il en
conclure que l'on conseille à la commission
administrative *un hors-d'œuvre que les
répugnances les plus légitimes condam-
nent et désavouent,* en la suppliant d'introduire les vénériens à l'hôpital général
de la ville ?

Cette objection, qui m'a été personnelle-
ment faite en haut lieu, n'en est pas une,
à vrai dire. Il y a nécessité urgente

à mettre le bienfait en rapport avec le nombre des malheureux qui le sollicitent. Or, qu'est-ce que 25 places d'hommes pour une population de plus de 100,000 habitans, dans laquelle le prolétarisme compte pour deux bons tiers ! Et puis, le renouvellement des lits n'a lieu qu'au fur et à mesure des guérisons, ce qui rend la proportion encore plus éloignée et retarde singulièrement les secours.

On n'en doit pas moins des actions de grâce au pouvoir paternel de la mairie, qui, poursuivant son œuvre hygiénique jusqu'au bout, a constitué une clinique et un service de vénériens (hommes) dans le dépôt si primitivement informe que ses soins successifs ont élevé à la qualité d'hôpital. Mais combien cette louable initiative porterait de bons fruits, si, associés dans leurs efforts aux magistrats de la commune, les citoyens éclairés qui administrent nos hospices voulaient vaincre, au nom du bien public, les traditions d'un passé au moins ridicule, et réduire au néant les prétentions du préjugé et le

despotisme de l'usage ! Il y aurait, je le
sais, du courage à s'élever ainsi à la hauteur
philosophique de son époque, pour mériter
les bénédictions du peuple et l'approbation
de ceux qui comprennent toutes les douleurs de l'humanité ; la compensation serait
grande, car on sacrifierait à ces douces
récompenses, l'esclavage des idées froide-
ment rétrécies qui déshonorent la charité,
au nom de laquelle elles se présentent, et
s'accréditent dans ce qu'on est convenu
d'appeler le *monde*.

Une telle appréciation ne sera pas vaine
pour le conseil de ces citoyens d'élite,
dont les vues philantropiques et progressi-
ves ont déjà débarrassé l'administration qui
leur est confiée, de beaucoup d'entraves.
Espérons que, grâces à leur puissante
influence, l'hôpital St.-André offrira bientôt à notre population indigente et vénérienne des secours qui, jusqu'à ce moment, lui sont refusés au nom de la religion
et des bonnes mœurs ; comme s'il était
moral et religieux de laisser mourir son

frère sans lui tendre une main secourable , sans lui accorder un peu de cette miséricorde que Dieu a promise aux pécheurs les plus invétérés !

APERÇU

DE STATISTIQUE

MÉDICALE ET ADMINISTRATIVE

SUR

L'HOSPICE DES VÉNÉRIENS DE BORDEAUX.

CHAPITRE I.ER

ORIGINE ET DÉVELOPPEMENT.

HISTORIQUE DE L'HOSPICE. — RÉGLEMENS SUCCESSIFS. —
TOPOGRAPHIE. — CHAPELLE , BAINS , CUISINE , PHAR-
MACIE , ETC.

OBLIGÉ, par le titre et la nature de ce travail, d'établir l'actualité de l'Hospice et les modifications qui peuvent être prises encore pour l'avenir, je ne donnerai à ce
chapitre qu'une importance secondaire. Les documens sur
un passé de peu de valeur sont d'ailleurs introuvables,
et ce n'est pas à ces tems où le plus saint de nos rois
proscrivait les prostituées, confisquait leurs biens, les
bannissait du royaume (1), qu'il faut demander les premiers élémens de la charité toute chrétienne, à qui sont
dues les infirmeries anti-syphilitiques.

Il faut encore passer sur l'époque des parlemens, or-
gueilleuses assemblées qui décimaient les peuples et maî-
trisaient l'autorité royale, et qui surpassèrent en cruautés

(1) Histoire de St.-Louis , édition 1764 , page 151.

pénales tous les réglemens antérieurement pris contre les filles débauchées et leurs adhérens (1).

Il y a loin, en effet, de cette législation barbare à la salutaire idée du séquestre légal des individus malades et à la volonté bien arrêtée de les guérir. En expulsant en masse des populations, les malheureuses qui se prostituent ; en les embarquant par légions pour les transporter dans les pays d'outre-mer, au Mississipi, par exemple ainsi que le fit le célèbre financier Law (2), on empêche, il est vrai, le *contagiùm* de prendre de nouvelles racines ; mais de tels procédés satisfont-ils aux droits de la raison, de la justice, de l'humanité ?

Ce n'est guère qu'à partir du milieu du 17.e siècle, qu'on peut assigner quelque trace aux maladreries élevées par les Frères de Saint-Lazare sur quelques points du territoire français. Ces lieux de secours, informes et grossiers, n'étaient pas moins un germe qui devait fructifier et porter d'heureux résultats. Câtel, dans ses Mémoires sur l'Histoire du Languedoc, parle avec détail des bâtimens affectés au soulagement des *maux de paillarderie*, et des revenus qui leur étaient destinés dans les villes de Toulouse et de Bordeaux. Jaillot, dans ses Recherches sur Paris, fait connaître les lettres-patentes du roi Louis-le-Grand, autorisant la fondation de maisons de détention et de guérison pour les prostituées des villes de Paris, de Lyon, de Rouen, de Marseille, etc.

C'est sans contredit à l'exemple de ces dispositions que Bordeaux est redevable de son *Enclos des vénériennes*, éta-

---

(1) Desessart, Dict. de police ; art. *Femme*, pag. 621 et suivantes ; où se trouve un arrêt du Parlement de Bordeaux, concernant les *femmes du monde*.

(2) Duclos, mémoire sur la régence.

bli en 1675, ainsi qu'il conste d'un décret des jurats, sous
la date du 28 Mai 1718 (1). Cet enclos, dont l'emplacement
est depuis long-tems traversé par la rue de ce nom, était
situé à l'extrémité ouest du cours d'Aquitaine, à droite
des allées d'Albret. Nous n'avons aucun indice sur ce qui
formait règlement pour ce lieu de séquestre, pas plus que
sur les statuts postérieurement adoptés. Si la chronologie
de cette institution locale doit un jour intéresser, il sera
difficile à l'écrivain de la tracer fidèlement; quant à moi,
qui, je le répète, tiens à cœur de ne faire que l'histoire
du présent, je me bornerai à prendre les titres officiels de
création du dépôt, et je ne m'occuperai plus de recourir
aux légendes d'une antiquité souvent suspecte dans ses
indications.

Une ordonnance royale, du 4 Septembre 1816,
est le premier acte authentique de fondation d'un dépôt
des vénériens à Bordeaux. Créée depuis long-tems par les
soins des municipaux, cette maison n'avait reçu d'autre
sanction que celle que lui donnaient des lettres-patentes
tombées en désuétude et complétement annulées dans
leur forme et teneur. Lieu de détention pour les filles prises en défaut, infirmerie pour celles qui se trouvaient infectées de syphilis ; elle était régie par des arrêtés qui,
souvent et à peu d'années d'intervalle, se contredisaient
dans leurs dispositifs comme dans l'esprit qui les avait dic-
tés. Il était urgent de régulariser un tel état de choses ;
c'est à quoi pourvut l'ordonnance dont il s'agit (2). Chaque

---

(1) Chronique Bordelaise, lib. jj., chap. xii.

(2) Je dois, par un sentiment de justice que chacun appréciera,
donner à ce document les éloges qu'il mérite. Dû tout entier à la ré-
daction d'un de nos compatriotes, M. Maitre, alors secrétaire particulier
du ministre Lainé, et maintenant caissier de la ville de Bordeaux, ce
fragment remarquable, du dossier que j'ai compulsé, est ingénieux et
complet dans chacun de ses détails. Il est impossible de ne pas comprendre en le lisant qu'il est l'œuvre d'un homme de bien et d'un
compatriote éclairé.

article emporte avec lui réglement, et c'est aux considérations qu'elle détermine qu'on s'est toujours rattaché
depuis.

Voici, du reste, les principaux considérans de cette ordonnance ; je les transcris littéralement, parce qu'ils
forment comme un résumé historique, dont on ne peut
récuser l'exactitude ;

« Vu les lettres-patentes du mois de Décembre 1757,
» pour l'établissement, à Bordeaux, d'une maison de force
» destinée à renfermer les filles de mauvaise vie, et conte-
» nir en même tems des infirmeries, tant pour les hommes
» que pour les femmes, où l'on guérirait ceux et celles
» qui seraient attaqués de maux vénériens ;

» Vu l'ordonnance du 5 Juin dernier, portant rétablis-
» sement, dans la maison communale dite le Guet-à-
» Cheval, de l'institution créée à Bordeaux par les let-
» tres-patentes précitées ;

» Voulant approprier aux besoins actuels des localités
» le mode du rétablissement de cette institution, et sur-
» tout lui consacrer le double avantage, aux termes des
» lettres-patentes de notre aïeul, de présenter tout à la
» fois les moyens de réprimer le désordre et de pourvoir
» *à la conservation des hommes;*

» Sur le rapport de notre ministre secrétaire-d'état de
» l'intérieur, nous avons ordonné et ordonnons ce qui
» suit : »

A ces motifs succèdent onze articles, tous sagement ré-
digés, et prévoyant les premières nécessités d'un semblable établissement. Les désignations d'autorité relatives
au maire et au préfet y sont convenablement tracées ; la
création d'un conseil spécial, la question des dépenses,
celle des soins généraux, des principales bases du régime
intérieur, la considération du travail, comme occupation

essentielle des détenues, y sont consacrées en termes for-
mels; en un mot, tous les germes d'une bonne et régulière organisation se retrouvent dans cette pièce minis-
térielle.

Cependant, elle ne pouvait comporter tous les détails de
la localité, et s'appliquer aux nombreuses exigences de la
police sanitaire, soit intérieure, soit extérieure à l'Hospice. Aussi, le 31 Mars 1817, M. de Gourgues, maire de
Bordeaux, prit-il un arrêté ampliatif de l'ordonnance du
4 Septembre précédent, et publia-t-il, sous le titre de
*Réglement provisoire pour le Dépôt des filles publiques et
des vénériens de Bordeaux,* un code complet, en 80 articles, où tous les cas semblaient prévus, où toutes les
éventualités du service paraissaient définies.

Ce réglement provisoire eut le sort de toutes les lois
trop minutieuses dans leurs termes, trop explicites dans
les cas indiqués. Il fut éludé presque entièrement,
et malgré le peu de respect qu'on lui portait, il éternisa
son provisoire, et demeura dans les cartons de la police
de sûreté, comme une protestation écrite des violations
qu'on lui faisait journellement subir ; aussi mérite-t-il de
fixer dans beaucoup de ses parties l'attention de l'autorité
compétente.

C'est à cause de la déchéance presque totale de ces
instructions de 1817, de l'impropriété de plusieurs d'entr'elles, et des abus monstrueux qui avaient usurpé, par
droit d'usage, les plus radicales de ces dispositions, que,
le 27 Septembre 1830, M. le maire de Bryas rendit un
arrêté organique, ayant pour but « de ramener l'adminis-
» tration du Dépôt aux règles établies dans les hospices
» de Bordeaux, et de faire participer cet utile établissement
» à tous les avantages d'un service régulièrement consti-
» tué ».

On voit par les termes de ce considérant à quel degré de péremption était arrivé le réglement de 1817, et combien était méconnue et paralysée « l'action directe et la » surveillance que l'autorité municipale avait le droit » d'exercer sur le mouvement et le régime intérieur d'un » dépôt confié à sa garde (1) ».

Aussi les premières réformes indiquées par l'arrêté du 27 Septembre 1830, touchent-elles à la direction intérieure de l'Hospice. Un comité spécial qui, jusque-là, n'avait eu rien d'officiel, est nommément constitué. Il se compose de quatre conseillers municipaux, présidés par le maire ou par l'adjoint délégué pour la police de sûreté. — le titre de concierge est aboli; un directeur le remplace, avec des attributions bien définies. — Une lingère est créée. — Les appointemens de chaque employé sont exactement prescrits. — Le service médical, si vaguement établi jusqu'à ce jour, prend une forme régulière. — Le dispensaire, tenu dans les plus étranges traditions, que rien ne fixait, ne réglait, n'instituait, est consacré par des articles particuliers. — Le budget annuel est basé sur des allocations prévues; enfin, chaque rouage est organiquement placé, et de l'ensemble de cet arrêté résultait une administration complète; car toutes les prévisions des documens de 1817 étaient maintenues et rappelées pour s'harmoniser avec les mesures nouvellement adoptées.

C'est sur ces bases toutes paternelles, toutes conformes aux besoins de l'époque, que se trouva désormais fondé l'Hospice des vénériens, dès-lors assimilé aux autres hôpitaux de la ville dans ses conditions d'existence et de durée.

Quelques modifications, purement médicales, furent

_____

(1) Ordonnance royale de 1817. art. v.

néanmoins prises et consacrées par arrêté de M. Brun,
en date du 7 Février 1835. — Le service du dispensaire
fut surtout l'objet de ces réformes, indiquées par l'exemple des autres villes de France. Les visites devinrent semi-
mensuelles, et la création d'un nouveau chirurgien parut
nécessaire. — La visite de sortie du Dépôt fut attribuée au
chirurgien en chef (art. 5). — Le service des adjoints fut
réglé par quinzaine, etc.

Comme on le voit, ce dernier arrêté, tout progressif,
définit certaines généralités des réglemens antérieurs, et
les étend aux exigences nouvelles de l'administration.

Tel est le sommaire historique de l'Hospice des vénériens de Bordeaux, qui, maison de secours tout à fait
municipale, doit aux inspirations successives des divers
magistrats de la ville, la position remarquable dans laquelle il se trouve aujourd'hui.

Topographie de l'Hospice. — Le Dépôt des vénériens de
Bordeaux occupe un local qui fut long-tems une caserne
de gendarmerie, et qui se trouve situé dans la Grande rue
Saint-Jean, à quelques pas de la place d'Aquitaine.

Séparé en deux corps de logis distincts, cet hôpital a
deux façades qui répondent à deux rues parallèles; la façade officielle a jour sur la grande rue Saint-Jean, et se
trouve exposée au sud; la façade postérieure ouvre
sur la rue des Incurables, vis-à-vis l'Hospice des vieillards
et la Maternité.

Chaque corps de logis compte un rez-de-chaussée et
deux étages; mais l'antérieur est plus considérable dans
son ensemble et dans ses détails. Trois cours réunissent
ces deux ailes: l'une, moyenne, est comme un corridor
découvert, faisant communiquer les deux parties de l'établissement; les deux autres, latérales, sont des promenoirs

abrités de platanes et n'ayant aucune issue commune ni mutuelle.

Dans la cour latérale gauche, qui est plus rétrécie que l'autre, se trouvent au rez-de-chaussée antérieur : 1.º la salle des hommes, grand emplacement quadrilatère où vingt-cinq lits sont commodément emménagés ; 2.º la bûcherie ; 3.º une pompe ; 4.º des fosses d'aisance.

Dans la cour latérale gauche, qui est subdivisée en deux plus petites et une principale, on a placé : 1.º la buanderie ; 2.º la salle des bains ; 3.º une pompe et son réservoir ; 4.º un lavoir couvert ; 5.º la salle des visites du dispensaire, à laquelle on arrive par un escalier de la buanderie. — Des séchoirs sont établis dans les greniers latéraux qui correspondent à ces deux cours.

Le corps de logis antérieur est spécialement affecté aux salles des vénériennes, placées sur deux étages ; auxquels on monte par un escalier vaste et convenablement aéré.

Les trois salles du premier sont : à droite, l'ancienne chapelle, actuellement destinée aux femmes du civil ; à gauche, la première salle ; puis, en deux compartimens, la chambre des pansemens et de la visite des sorties, et la salle dite de *correction*.

Au second étage se trouvent les salles 3 et 4, et la salle des galeuses ; cette dernière correspond à la chapelle, et, comme elle, est séparée des autres locaux par un large palier.

Le corps de logis postérieur comprend : 1.º au rez-de-chaussée, la cuisine, la pharmacie et son laboratoire, la dépense ou magasin alimentaire. Sur le palier commun à ces diverses pièces existe l'escalier qui conduit aux caves de l'établissement ;

2.º Au premier étage, le logement de M. le Directeur,

composé d'un salon, de deux chambres et d'une cuisine; un bureau et une chambre à bain.

3°. Au deuxième étage, sur le palier, des fosses d'aisance; puis la lingerie, la salle du conseil, le pavillon de travail, un bureau d'archives, une chambrette de domestique.

Des greniers vastes et bien couverts couronnent les deux corps de logis. On y dépose d'anciens objets d'ameublement, du bois, etc. Ils peuvent au besoin servir de séchoirs.

Cette distribution de l'Hospice des vénériens indique assez que toutes les convenances y sont suffisamment ménagées; les salles étant séparées du local de l'administration, la partie consacrée aux hommes se trouve dans un complet isolément. Je ferai plus tard connaître les nombreuses précautions réglementaires qui réclament cette séquestration d'une manière encore plus entière.

Chapelle. — Le titre IV du réglement de 1817 consacrait une série d'articles relatifs à l'*exercice du culte*. L'ordonnance de 1816 laissait sous-entendre ce détail tout administratif; aussi l'arrêté du 27 Septembre 1830 avait-il donné une approbation tacite à ce qui se trouvait antérieurement décidé à cet égard. Un oratoire existait donc au premier étage de l'Hospice.—La messe y était célébrée les jours de dimanches et de fêtes, et les *reclus*, ainsi que les employés étaient tenus d'y assister (1).

Indépendamment de la messe, l'aumônier adressait aux *reclus* et aux gens de la maison des exhortations religieuses (2); la prière devait être faite matin et soir dans chaque salle de l'établissement (3); enfin, l'aumônier recevait

(1) Art. 20.
(2) Art. 21.
(3) Art. 23.

un traitement annuel de 300 fr. , et le budget avait un chapitre ouvert pour les frais d'entretien et de réparations fréquentes de l'oratoire.

L'arrêté de 1830, en maintenant cette disposition, avait cependant simplifié les termes dans lesquels on devait l'entendre ; car il consacrait que les personnes RETE-NUES à l'Hospice *ne pourraient être contraintes d'assister aux cérémonies religieuses, une entière liberté de conscience leur étant laissée à cet égard* (1).

Néanmoins, l'observation d'abus nombreux, monstrueux dans la forme, intolérables dans l'application, fit bientôt clôturer la chapelle et biffer tout le titre IV des instructions de 1817.

Rien n'était, en effet, plus déplorable que l'imposition forcée ou facultative des augustes préceptes du culte, à cette population endurcie et dépravée, que le défaut de liberté et la situation de maladie rendent encore plus indisciplinable. Le pieux abbé qui remplissait ce pénible mandat, était l'objet des sarcasmes les plus grossiers ; il fallait incessamment sévir avec énergie contre les artisans du trouble et du scandale dont la messe était la cause et le prétexte.

Mais en dehors de ces graves abus, n'en était-il pas de plus graves encore, dus au rapprochement, dans un lieu circonscrit, des hommes et des femmes ? à ce défaut de séquestration qui, moralement et pathologiquement, peut amener les plus grands désordres ? C'est en considération de tous ces motifs, et par ceux non moins impérieux d'une économie bien entendue, que l'oratoire de l'Hospice des vénériens fut supprimé (2) et converti en une salle propre, salubre, et complètement isolée des autres parties du local, ce qui lui fit donner une destination toute spé-

(1) Motif de l'arrêté, verso 10.
(2) Arrêté du maire , 17 Mars 1834.

ciale. C'est actuellement la salle des femmes du civil ;
elle contient douze lits en fer, que le conseil a votés sous
la présidence de M. Godinet (1).

Bains. — Une salle de bains est établie au rez-de-
chaussée, dans la cour postérieure droite de l'Hospice.
Un service de six baignoires y est constamment en exercice ; deux boîtes fumigatoires et deux cuves miné-
rales complètent cet accessoire. — Avant 1833, les bains
s'administraient mal ; l'eau y était portée à bras, chaque
malade la chauffait isolément, etc. Sur la proposition de
M. Hourquebie, le comité vota (2) l'établissement d'un
système hydraulique qui emploie et met en mouvement
l'eau de deux puits, destinée aux divers besoins de
la maison. A cet effet, des pompes, un réservoir, des
chaudières, des conduits particuliers et des baignoires
de zinc ont été régulièrement distribués, et fonctionnent
avec une exactitude qui simplifie beaucoup cette partie essentielle du service. Les lessives, la cuisine et les autres
usines de l'établissement trouvent dans ce système une
grande économie de tems, de travail et de combustible.

Salle de correction. — Elle existait autrefois au deuxième
étage, dans le local actuellement affecté aux maladies
cutanées. Transférée au premier, elle a l'avantage de se
trouver de plein pied avec les salles des malades, dont
elle n'est séparée que par l'infirmerie des pansemens et la
chambre des visites de sortie.

Cuisine. — Jadis servie par les plus vulgaires moyens,

---

(1) Il serait à désirer que des votes successifs pussent introduire
dans le mobilier de l'Hospice l'heureuse innovation si bien accomplie
pour une de ses salles. Je dis successifs, car le renouvellement total
des lits du dépôt ne peut se faire qu'au fur et à mesure des réserves
du budget annuel.

(2) 6 Février 1833.

elle conduisait à des frais considérables pour le bois, le charbon et les substances de préparation et d'assaisonnement. Depuis quelques années, des fourneaux économiques et des marmites autoclaves ont remplacé les anciens ustensiles, et procuré de réels avantages à cette importante branche d'administration.

La pharmacie, le laboratoire des tisanes, le lieu de conservation des alimens ont aussi, chacun dans sa distribution, reçu de notables changemens, depuis que l'esprit d'ordre et de philantropie semble présider aux destinées de cet Hospice, qui trop long-tems, fut abandonné à l'impéritie, au mauvais vouloir et à la cupidité de quelques intéressés.

CHAPITRE II.

SERVICE ADMINISTRATIF.

BASES DE CE SERVICE. — PERSONNEL. — DIRECTEUR. —
INFIRMIERS, — LINGÈRE. — CUISINIÈRE. — PORTIER.
— ADMISSION A L'HOSPICE. — VESTIAIRE ET MOBILIER.
— RÉGIME ALIMENTAIRE. — ABUS ESSENTIELS A RÉ-
PRIMER. — CORRECTIONS. — OUVROIRS. — SÉPARATION
DES SEXES. — BUDGET.

J'ai déjà dit que l'ordonnance de 1816, résumant tout
ce qui avait été mis en pratique jusqu'alors, traça des lignes rudimentaires qui devinrent, plus tard, autant d'articles fondamentaux. C'est ainsi qu'elle voulut un conseil
de surveillance et d'inspection (art. 1); qu'elle fixa le nombre des lits à soixante-dix, et la séparation des sexes
(art. 2); qu'elle investit le maire du droit de nomination
aux divers emplois (art. 3), et qu'elle indiqua le mode
d'admission et de sortie des malades (art. 4 et 5). Ces dif-
férens principes, développés en corollaires dans les réglemens dont j'ai parlé déjà, constituent le service administratif dont je dois examiner successivement chaque détail.

Personnel. — Il se compose de :

Un directeur, aux appointemens de........ 1,800 fr.

Un médecin, de............................. 600

Un pharmacien, de.......................... 2,820

Une lingère, de............................. 200

Deux infirmiers ensemble, de............... 240

Une infirmière, de.......................... 180

Une cuisinière, de.......................... 150

Un portier, de.............................. 150

Les employés, autres que la lingère, qui est admise à la

table du directeur, et le médecin , qui fait exception , et
dont j'examinerai les attributions dans un autre chapitre , sont nourris, logés , éclairés et chauffés aux frais
de la maison. Leur ration consiste en une bouteille de vin
pour les hommes, une demi-bouteille pour les femmes ;
une livre et demie de pain , trois quarts de viande et le
bouillon. — Le soir un plat de légumes ou de pruneaux.

Le directeur , qui, jusqu'en 1830, était désigné par le
titre de concierge , est chargé , sous la surveillance d'une
commission administrative , de tous les approvisionnemens
et de leur emploi. Il a sous sa responsabilité : le mobilier,
les ustensiles , les vêtemens, le linge de corps , les draps
de lit , et généralement toutes les appartenances de l'Hospice. Il tient , à cet effet , une comptabilité vérifiée et arrêtée par la commission à la fin de chaque année. —
L'entrée et la sortie des vénériens , leur séjour au Dépôt
doivent être contrôlés par lui , pour qu'il puisse tous les
mois établir la quotité respective de chaque journée de
malade. — La police intérieure lui est dévolue ; toute-
fois, il doit se conformer aux instructions municipales, qui
règlent les corrections et les peines à infliger aux délinquans.

La lingère est chargée de la surveillance des lessives,
de la distribution du linge aux malades et aux employés.
Elle en fait soigner les raccommodages , et , dans ses attributions, demeure responsable envers le directeur.

Il y a deux infirmiers , dont l'un est spécialement chargé
de la répartition du bois pour les divers services , d'entretenir la propreté dans le quartier des hommes, de soigner le système des pompes et des réservoirs hydrauli-
ques. La distribution des vivres aux hommes et les courses
au-dehors du Dépôt sont encore dans son emploi. — Le
deuxième infirmier a son lit dans la salle des hommes ;

il suit la visite du médecin , confectionne les tisanes
ordinaires et des cataplasmes ; distribue les remèdes ,
sous la surveillance du pharmacien ; prépare les bains , en
un mot , se trouve essentiellement attaché au service de
santé de la maison.

L'infirmière , à des soins à peu près analogues , joint
celui des pansemens simples , faits aux femmes matin et
soir.

La cuisinière exerce des fonctions régulières et bien
comprises , pour que la distribution des vivres se fasse
aux heures et dans les conditions voulues.

Le portier est tenu à la plus stricte observation de ses
consignes , qui sont clairement définies dans le réglement
de 1817 (art. 71 , 72 et 73). Une sévérité de tous les instans doit lui faire craindre sa destitution , écrite au bout
de la plus légère infraction des règles qui lui sont pres-
crites pour la séquestration des malades , la garde fidèle
des portes , l'entrée de boissons et d'alimens interdits , etc. Il est fâcheux que , dans plus d'un cas , ces dernières dispositions soient en quelque sorte oubliées.

Admission à l'Hospice. — Les prostituées arrêtées aux
visites du dispensaire ou de la prison (1) sont immédiatement transférées au Dépôt. Avant 1830 , ce transfert
n'avait lieu que le soir, à la nuit. Les billets d'entrée , délivrés à la mairie contre un certificat de maladie , sont
inscrits par numéros d'ordre sur le registre du directeur.

Les femmes du civil qui , volontairement , viennent réclamer des soins au Dépôt , après la constatation médicale de leur maladie par un des chirurgiens de l'administration , se présentent au bureau de police de sûreté , où
leur est délivré le billet d'entrée.

_____

(1) Vid., cap. IV, pag. 45.

L'admission des hommes est loin de se faire aussi facilement ; on le comprendra sans peine, en se rappelant l'exiguité du local qui leur est consacré (25 lits). Les chirurgiens constatent les cas morbides ; ils apostillent leurs certificats de quelques mots sur le caractère plus ou moins grave du symptôme qu'ils observent ; mais l'administration ne peut raisonnablement suffire aux demandes de ce genre qui lui sont journellement adressées. J'ai déjà fait la peinture de cette situation, illusoire dans ses résultats, quelque bien entendus qu'ils soient, et qui réclame impérieusement la création d'un service de vénériens (hommes) dans le vaste Hôpital Saint-André.

En attendant cette généreuse innovation, voici comment on procède à l'Hospice des vénériens pour l'admission des hommes : inscrits sur un carnet *ad hoc*, tenu par M. le chef de division de la police de sûreté, ils prennent rang et reçoivent leur droit d'entrée au fur et à mesure des sortans. Les conditions exigées pour l'inscription au registre des entrées sont, d'après de nouvelles instructions arrêtées par M. l'adjoint Godinet : *La qualité de Bordelais, ou un séjour de six mois à Bordeaux, légalement constaté*; plus, *un certificat d'indigence*, délivré par le commissaire de police du quartier qu'habite le malade.

Ces dispositions ont été prises pour mettre un terme à des abus sans cesse renaissans. La population des vénériens de Bordeaux était, en effet, avant cette application de principes, complètement en dehors des intentions premières de la fondation de l'Hospice. Celui-ci, encombré d'étrangers malades qui affluaient des divers départemens limitrophes, était souvent fermé aux malheureux enfans de la ville, auxquels il est surtout destiné. Pour obvier à cet inconvénient capital et augmenter les ressources du Dépôt, qui eût alors pris une extension nouvelle

en ce qui concerne les hommes, M. Hourquebie avait
songé, en 1832, à faire un appel aux préfets des départe-
miens voisins. Une prime annuelle eût permis l'établissement d'une deuxième salle, et le concours des vénériens
étrangers n'eût plus été une anomalie fâcheuse pour ceux
que l'administration doit protéger d'abord. J'ignore à
quelles causes il faut attribuer le non succès de ce judi-
cieux projet.

Toujours est-il que le plan rationnel, maintenant suivi,
a débarrassé Bordeaux d'un nombre prodigieux de vénériens nomades, qui devenaient des occasions nouvelles
d'insalubrité publique. Certains de trouver un asile et des
soins qui leur étaient donnés, trop souvent, à l'exclusion
des ayant-droit, ils arrivaient nombreux, et attendaient
leur tour en vivant dans l'atmosphère impure où la maladie les avait déjà décimés. La plupart, porteurs d'affections graves et chroniques, en transmettaient à nos prostituées le germe et la symptomatologie; et j'ai pu, bien
des fois, observer de ces cas, déplorables dans leur caractère autant que dans les conditions qui les avait déterminés.

Vestiaire et mobilier. — Chaque malade est couché dans
un lit en bois, dont les couvertures et les couches sont
soigneusement entretenues. Diverses circonstances ont
concouru à l'entretien et à l'augmentation de la literie.
J'ai déjà parlé des lits en fer récemment placés dans la
salle des *civiles*; à cette amélioration, il faut joindre les
acquisitions gratuites dues au partage de l'ameublement
des maisons de secours, si intempestivement fondées lors
de l'invasion du choléra à Bordeaux. L'Hospice des vénériens, a reçu un grand nombre d'objets lors de la liquida-
tion qui en fut faite après la panique de 1832; des achats
annuels, des réparations fréquentes, les soins, en un mot,

que le directeur prend tous les jours de cette importante partie du mobilier, l'ont sensiblement enrichie ; aussi le Dépôt, qui ne comptait guère, il y a six ans, plus de soixante lits délabrés, en possède maintenant près de cent en assez bon état.

Le vestiaire pour les femmes est, en été, composé d'une chemise, de deux jupons, dont l'un de toile blanche et l'autre de coton bleu ; d'une camisole de même étoffe. L'hiver, un gilet, un jupon de laine et une capote en drap complètent l'uniforme de la maison.

Il est remis aux hommes une chemise, un peignoir, une capote. — Les vases à tisane, alimentaires et autres, sont d'étain et très-proprement entretenus.

Régime. — Chaque vénérien (homme) reçoit par jour une livre et demie de pain, le sixième d'une bouteille de vin, étendu de cinq parties d'eau, une demi-livre de viande et bouillon, un quart pruneaux ou haricots, ou trois-quarts pommes de terre. — Les femmes reçoivent les mêmes rations de viande, prunes, etc.; elles n'ont qu'une livre de pain, et pas de vin. — On distribue des pruneaux deux fois par semaine, des haricots deux fois, et des pommes de terre trois fois. — Le lait, le riz, les œufs, les fruits cuits sont encore des alimens prescrits dans le régime de certains malades, et qui modifient à leur égard la règle généralement adoptée.

La viande et les autres comestibles sont pris chez des fournisseurs, dont les mémoires sont visés par le directeur, et approuvés par l'adjoint président du conseil d'administration. — Le pain, confectionné pendant long-tems chez un boulanger civil, est fourni depuis deux ans par la panéterie générale des Hospices de Bordeaux. Cette heureuse alliance avec la commission centrale, a des avantages nombreux qu'il est inutile d'énumérer ici.

Il résulte de calculs exacts et vérifiés, que le prix de la journée pour les subsistances, s'est élevé, en 1834, à 46 centimes 422 millièmes, et en 1834, à 51 centimes 600 millièmes. Ces deux termes doivent être considérés comme les points comparatifs dans une moyenne proportionnelle.

Toute introduction d'alimens est sévèrement interdite par les réglemens. L'art. 72 des statuts de 1817 autorise le portier à *fouiller au besoin les visiteurs qu'il suspectera, et la garde lui devra prêter main-forte dans ces sortes d'occasions.* Il est fâcheux qu'une aussi sage injonction soit tombée en une sorte d'oubli, par les tolérances nombreuses qui sont accordées à cet égard. Plus d'une fois l'autorité du médecin lui-même n'a pu ramener à l'exécution de cette règle importante d'hygiène. Le privilége de se soustraire au régime de la maison par la communication des vivres venus du dehors est un usage qu'il serait pourtant essentiel d'abolir, et qui disparaîtrait, si l'art. 72 était rappelé et rétabli dans toute sa rigueur. — On m'objectera vainement que les prisonnières non malades ne sont pas astreintes aux conditions alimentaires, et qu'il peut n'être pas convenable de leur ôter la faculté d'introduire les vivres et les boissons qu'elles désirent. Comme c'est presque toujours par les femmes de la prison que les malades sont entraînées en dehors du régime prescrit; comme la séquestration des détenues n'est pas aussi complète qu'elle devrait l'être rigoureusement, je persiste à soutenir que la correction doit forcément subir les règles de l'Hospice, car l'inconvénient que je signale se perpétuera aussi long-tems, qu'on tolèrera l'introduction du vin, de la charcuterie, des marrons et autres vivres permis aux femmes non malades du dépôt.

Et, pour extirper radicalement ce grave abus, qu'on réforme une vicieuse pratique que je crois devoir indiquer
aussi.

On accorde aux femmes de l'extérieur une trop libre
entrée dans l'Hospice. De faciles permissions sont journellement données aux prostituées, aux dames de maison
et à leurs servantes, qui viennent visiter les malades, leur
apporter des nouvelles et des consolations, trop souvent
des alimens, trop souvent encore de pernicieux encouragemens à persister dans la voie funeste dont elles apprécient déjà les inconvéniens. Les dames de maison trouvent
surtout, dans cette tolérance de l'administration, le moyen
de fournir de nouveaux et piquans succès à leur scandaleuse industrie. L'Hospice est pour elles comme un bazar,
où elles viennent choisir, marchander les convalescentes,
entretenir la ferveur des malades, traiter avec celles qui
espèrent prochainement sortir, catéchiser les filles du civil
qu'une faute a rendues tributaires du mal vénérien ; et
qui, cédant à de sales spéculations, vendent à ces matrones la part d'honneur qu'elles pouvaient encore réclamer
dans la société. De semblables infamies se trafiquent à
l'abri de cette coupable facilité de visites, qu'il me suffira, je crois, de signaler pour qu'on y remédie de suite.
On comprendra que la morale la plus vulgaire s'oppose à
cette traite honteuse, que le manteau administratif ne peut
ni couvrir ni protéger. Le pouvoir, qui veut sincèrement
tarir les sources fatales de la débauche et de l'insalubrité
publique, ne doit laisser aucune prise, même indirecte,
aux élémens destructeurs de ses bonnes intentions.

Corrections. — Ce serait une désolante histoire que celle
des châtimens et des punitions jadis administrées aux filles
de joie atteintes de syphilis (1). Grâce au ciel, on n'a con-

(1) « Les femmes du monde, et ceux et celles qui vivent de tel

servé qu'un pénible souvenir de la marque , des mutila-
tions , de la coupe des cheveux avec des ciseaux rougis ,
du *treadmill* (1) , et de toutes ces tortures que les tems
d'ignorance et de barbarie ou le retour à de gothiques
préjugés avaient enfantées et de nos jours renouvellées. Le
cœur bondit d'une légitime indignation à la lecture de ces
cruautés qui formaient un code tout moral , une législation spéciale, par lesquels on croyait ôter au mal vénérien
une partie de cette honte qui lui était inhérente dans l'esprit de tant de gens.

- Dieu merci, le régime actuel est autrement compris. Peut-
être même à ces châtimens outrés , et qui s'appliquaient
à la chose , a-t-on fait succéder de trop faibles moyens
de répression pour les personnes. Sans une disci-
pline intérieure bien organisée , sans des peines définies et
graduées avec mesure et justice , il sera toujours impossible de maintenir le bon ordre , et de donner satisfaction
aux résultats administratifs et médicaux dans une maison
de vénériens. Le genre d'une affection qui lèse rarement
la santé générale , le caractère individuel des malades ,
leurs habitudes de désordre , d'insoumission , d'incurie;
l'horreur que leur inspire la seule idée d'un traitement, et
par conséquent, d'une détention plus ou moins longue ,

« mestier de les marchander et de les vendre ; pour la première fois
» seront mis en la cage de fer et plongés dans la rivière ; et pour la
» seconde punis d'amende arbitraire ».

(*Chron. Bourdeloise.*, stat. des jurats , page 119)

(1) Importation anglaise , sorte de moulin à marcher , que certains
philantropes ont sérieusement proposé comme moyen pénitentiaire, et
qui , adopté pour les bagnes , eût été peut-être introduit dans les
maisons de détention sanitaire , sans l'énergique protestation de
quelques magistrats influens , notamment du respectable Barbé-
Marbois.

voilà, entre mille, les motifs des scènes et des scandales
contre lesquels il a fallu créer un système de correction,
qui doit toujours être rigoureux, si on veut le rendre
efficace.

Les corrections pour les vénériennes, à l'Hospice de
Bordeaux, sont de deux espèces : 1.° *Séquestration* ; 2.°
Diète.

La séquestration s'applique surtout aux manquemens
graves, aux injures, aux voies de fait, aux infractions essentielles dans les devoirs réciproques des malades, soit
entr'eux, soit envers les employés. — Elle a lieu dans une
salle dite de correction. Un lit de camp, des vases grossiers
et un isolement complet devraient caractériser cette prison, qui serait alors un objet de répugnance pour celles
qu'on y renferme. Malheureusement, il n'en est pas ainsi.
Confondues avec les prisonnières que la mairie envoie
journellement au Dépôt, les malades en correction trouvent d'agréables compensations à leur sortie des salles.
Des alimens frais, du vin, de l'eau-de-vie, apportés par
les premières, sont libéralement partagés, d'où les contre-
indications hygiéniques les plus graves, en même-tems
qu'un dérisoire moyen pénitentiaire. — Ensuite, il y a de
libres et presque continuelles communications entre les prisonnières et les vénériennes, les portes de la salle de correction demeurant souvent ouvertes par la négligence de
l'infirmière. — Ces diverses circonstances font comprendre
la presqu'inutilité des séquestrations ordinaires.

Néanmoins, elles produisent un salutaire effet, appli-
quées *après guérison*, non pas par elles-mêmes, il est
vrai, mais par la perspective d'une détention réelle de 10,
15 ou 20 jours, au moment d'un *exeat* si impatiemment
désiré. Aussi, la simple menace d'une semblable correction, peut-elle plus que l'immédiate application de cette
peine.

Un cachot souterrain existe à l'Hospice. On y a rarement enfermé les filles les plus mutines, surtout depuis que, pour les fautes graves le directeur est obligé d'expédier les délinquantes à M. l'adjoint de maire, qui apprécie et juge en dernier ressort.

Les corrections alimentaires sont surtout infligées par les chirurgiens, pour infractions au traitement, refus de visites, etc., etc. En général, elles sont sensibles et fructueuses; mais elles manquent le but si la punie a de l'argent, avec lequel elle achète une demi-ration, remplaçant ainsi, à ses frais, la portion congrue à laquelle on l'a mise.

Les corrections pour les hommes, ne reposent sur rien de fixe. Si le malade est jeune, docile, il accepte la punition qu'une faute passagère lui a méritée; mais dans la majeure partie des cas, il n'y a qu'un billet de sortie immédiat, et sans rentrée qui puisse avoir raison de l'offense ou du délit, commis dans la salle des hommes. Étrange, mais pourtant unique manière de corriger un tort plus ou moins intense, que de jeter sur la place publique un malheureux dont la maladie ne peut que s'aggraver!

Ouvroirs. — Deux pavillons sont destinés aux vénériennes qui, volontairement ou par invitations peu pressantes, se rendent au travail. Un atelier de couture pour la confection ou les raccommodages du vestiaire, voilà tout ce qu'on a cru convenable d'établir pour répondre au vœu si sagement exprimé par l'art. 78 du réglement de 1847, qui détermine presqu'à *priori* le genre, la nature, la spécialité de chaque mode d'occupation.

Ce serait pourtant une grande et salutaire idée que celle qui ferait du travail une des premières obligations des détenues! L'habitude d'un labeur régulier, en arrachant ces malheureuses à l'oisiveté, aux excitations de

la haine , de la jalousie , quelquefois des plus vils pen-
chans , serait, non-seulement pour l'harmonie intérieure
de l'Hospice , mais pour la moralité individuelle de chaque malade , une notable amélioration. Au lieu de faire du
travail aux pavillons une chose d'exception et d'égoïsme
pour la maison , qu'on le généralise à toutes les vénériennes valides , qu'on en fasse un objet de régime , une
condition de séjour, et des résultats certains sont là pour
répondre.

Il y a plus , c'est que si l'administration , pour atteindre
le but d'extinction de la débauche publique et empêcher
le renouvellement de la syphilis chez les filles soumises à
son contrôle, créait la *maison de convalescence* , dont
j'aurai plus tard à signaler les avantages , elle trouverait,
dans cette émulation du travail, un acheminement certain
au retour moral de beaucoup de prostituées. Ce qui le
prouve, c'est qu'avec les ouvroirs informes qui existent
déjà, beaucoup de détenues habituées au pavillon se dé-
cident à écouter la bonne sœur Rosalie, et à la suivre au
couvent de la miséricorde.

Séparation des sexes. — Cette précaution , que rien ne
doit éluder, qui forme comme le premier article de santé
des réglemens du dépôt , est-elle bien sévèrement
prise , convenablement entendue , raisonnablement expli-
quée? Les clôtures des salles de femmes entr'elles sont trop
illusoires : ce point est primitif. Laisser communiquer les
vénériennes de toutes les salles , celles du civil avec celles
de la visite , celles-ci avec les détenues à la correction ;
ne pas régler les heures de promenade dans les cours , de
rentrée , de récréation , c'est ouvrir une voie facile à
l'arbitraire et au désordre. De cet abus à celui qui tient
aux communications entre les hommes et les femmes il y
a induction ; car ces contacts résultent souvent des néces-

sités du service, du travail des pompes, de la bûcherie, etc., etc.

Je n'ai pas besoin de dire que ces rapports, quand ils ont existé, n'ont eu qu'une durée passagère, et que la stricte surveillance de M. le Directeur en a bien des fois neutralisé les effets, soit par le renvoi des infirmières, soit par des punitions immédiates pour les contrevenans, soit par de nouvelles consignes données au portier; mais l'abus subsistera malgré ces sages mesures, tant que l'isolement le plus complet ne sera pas un point fixe de réglement. — Que jamais les hommes ne quittent l'enceinte de leur quartier; que la porte de leur cour soit toujours exactement fermée, ou que, dans le cas d'une corvée qui réclame leur présence dans les corridors, la pharmacie, les bains, les greniers, etc., les femmes soient toutes et sans exception confinées dans leurs salles, et les conversations, les correspondances écrites, les contacts, même les moins suspects, ne se renouvelleront jamais.

Budget de l'Hospice (1). — L'allocation municipale annuelle est de 28,000 fr.

Cette somme, qui, avant 1830, n'avait rien de fixe et d'arrêté, se trouve dans les proportions suivantes pour les six années qui viennent de s'écouler :

1831. — La dépense a dépassé l'allocation de 652 fr., par suite de réparations urgentes à faire dans diverses parties du Dépôt, tombé depuis long-tems dans un désordre qui excita vivement la sollicitude du conseil d'administration. — La population s'éleva à 29,852 journées, et le coût de la journée à 95 centimes 982 millièmes.

_____

(1) Les notes qui forment ce paragraphe, et qui doivent compléter les considérations de ce chapitre tout financier m'ont été communiquées par M. le directeur Charpentier. Je les transcris ici presque littéralement.

1832. — L'allocation se trouva dépassée encore de 1,229 fr., à cause de la continuation du système d'amélioration conçu par le conseil. La population fut représentée par 33,640 journées, dont le coût était de 86 centimes 889 millièmes.

1833. — L'administration, persistant à mettre de l'harmonie dans les divers rouages de l'Hospice, décida la construction de fourneaux, de bains, de pompes, etc. Ces importans travaux obligèrent la commission à demander au conseil municipal un crédit supplémentaire de.. 2,000 fr. » c.

Allocation ordinaire................... 28,000 »

ci.......... 30,000 fr. » c.

L'établissement des divers annexes ci-dessus mentionnés, coûta............. 2,934 5 c.

La dépense courante fut donc représentée par le chiffre de................. 27,065 fr. 95 c.

Cette somme effective répartie sur 35,394 journées, détermina le coût de chacune à 77 centimes 492 millièmes.

Il faut, pour expliquer ce rabais remarquable dans le prix de la journée, non – seulement envisager le chiffre de la population, sensiblement augmentée à cette époque, mais encore mentionner, comme cause principale d'un tel fait, la fourniture du pain par la boulangerie centrale des Hospices, fourniture qui donne une économie réelle de 10 centimes par kilogramme de pain.

1834. — La dépense a été de 80 fr. 11 cent. au-dessous de l'allocation.

Nombre des journées, 35,309.

Taux de la journée, 76 centimes 609 millièmes.

1835. — Économie sur le chiffre voté, 83 fr. 29 cent.

Nombre de journées, 32,854.

Taux..................... 84 centimes 977 millièmes.

L'augmentation du prix de la journée, résulte évidemment ici de la diminution dans la population; ce qui ne diminue en rien les frais généraux de la maison.

1836. — La dépense a été de 2,137 fr. au-dessous de l'allocation.

Ce résultat, qui devenait inévitable par la continuelle sollicitude des membres du conseil, a permis l'achat des treize lits en fer dont j'ai déjà parlé; et de cinq poêles neufs établis dans les diverses salles. Avec ce boni on a pu encore procéder au carrelage général de la maison; au badigeonnage intérieur de tout l'édifice; et à d'autres réparations secondaires.

Le chiffre de 25,863 fr. qui forme le budget pour 1836 est réparti sur 28,811 journées; dont le coût est de 90 centimes 67 millièmes.

D'après ce qui précède, il est facile de déterminer, presqu'à *priori*, le mouvement de la population du dépôt pendant les six dernières années. La moyenne de cette population est, comme on peut le supputer, de 78 à 90 malades.

On voit, par ces détails assez explicites, au moyen de quelles ressources fonctionne l'Hospice des vénériens de Bordeaux. La somme annuellement votée, distribuée avec discernement, raison, économie dans les divers services, a changé l'aspect total de cette maison, naguère encore en proie à toutes les éventualités du désordre, de l'incurie et peut-être de la cupidité de quelques ayant-cause. Depuis que la municipalité a résolu de mettre en exercice la lettre-morte du réglement; depuis que, fermement décidée à donner toute sa valeur à un établissement jusque-là informe, notre conseil communal a quitté les déplorables erremens de ses prédécesseurs, non-seulement les résultats d'utilité publique se sont graduellement développés,

4

mais les fruits d'une heureuse réserve financière viennent encore chaque année, s'additionner et promettre des avantages toujours croissans.

Les frais du dispensaire sont couverts par la taxe de la visite. Avec le produit de cet impôt, *volontaire et tout-à-fait facultatif*, on rétribue les deux médecins chargés du contrôle sanitaire des prostituées et du service médical du dépôt, comme chirurgiens - adjoints. Le loyer d'un local pour la visite, et tous les détails de police qui se rattachent à cette importante mesure, sont encore en dehors du budget municipal.

Le Dépôt de mendicité a reçu, de 1830 à 1835, un secours mensuel prélevé sur le produit de la taxe du dispensaire. Cette aumône, grévait d'autant le budget de la police de sûreté, qui, pour subvenir aux dépenses d'agens spéciaux, demandait une allocation particulière ; aussi a-t-on rationnellement fait, en affectant à cette surveillance, le cinquième jadis remis à l'administration des pauvres de Terre-Nègre.

CHAPITRE III.

SERVICE MÉDICAL.

CHIRURGIENS. — PHARMACIEN. — CLINIQUE , TOMBÉE EN
DÉSUÉTUDE. — SORTIE DE L'HOSPICE. — MODIFICATIONS
INDIQUÉES.

L'importante question du traitement de la syphilis , les
théories qui , successivement ont été en honneur dans
la science et dans l'administration des lieux consacrés à
la guérison des maladies vénériennes, sont demeurées
long-tems dans un déplorable abandon, pour ce qui concerne la maison dont je m'occupe.

A Bordeaux, comme partout, la première idée du séquestre des vérolés fut un calcul d'égoïsme et de salubrité.
Je ne chercherai pas à savoir si dans les tems primitifs
le parlement de Guienne menaça de la rivière ou de la
potence *quiconque atteint de syphilis circulerait sur la
voie publique.* Je n'exhumerai pas de la poussière de
l'oubli, la confusion singulière que les philantropes du 16e.
siècle faisaient des vénériens , des teigneux et des épilep-
tiques. La hideur de ces maux était un caractère commun
et paraissait plus que suffisant pour légitimer la pros-
cription de ceux qui en étaient atteints. Aussi le sentiment d'une instinctive conservation est - il le seul
qui , à ces tristes époques, ait dirigé les magistrats et les
médecins. On avait peu de souci des *misérables* dont on
purgeait la société; leur sort était compté pour rien , et
les chroniques nous effraient par l'énoncé des châtimens ,

et du cruel dédain qui atteignaient les infortunés renfermés dans les maladreries.

Je me hâte de tirer le rideau sur ces barbaries indignes de l'humanité, et qui pourtant, après deux grands siècles de progrès et de civilisation, ont laissé dans quelques âmes des traces de leur existence, comme principe, comme besoin, comme ancienne exigence morale et religieuse.

La consolante idée de guérir les syphilitiques, et de rendre à la population ceux d'entre ses membres qu'un mal affreux en avait momentanément séparés, fut donc secondaire et comme accessoire. Des lieux spéciaux furent affectés aux détenus pour cause de *grosse vérole*. Des hommes de l'art eurent pour mission de traiter ces malades ; car à Bordeaux, par exemple, il était bien entendu que les hôpitaux, notamment l'Hôtel - Dieu Saint - André, dont le réglement venait d'être arrêté par MM. les Jurats, seraient interdits à tout syphilitique.

Au dépôt de la rue de l'Enclos, de même qu'à la Maison centrale du Guet-à-Cheval, les traitemens, calqués sur ceux de Bicêtre, de la Salpêtrière et des autres lieux de même nature, présentèrent d'abord toutes les défectuosités, toutes les horribles conséquences, dont Cullerier a fait si énergiquement la description, dans ses Mémoires au conseil central des Hôpitaux et Hospices de Paris. Une méthode et un régime toujours les mêmes, absolument identiques dans les divers cas ; les soins de propreté, d'entretien, de thérapeutique les plus mal compris ; des salles infectées, un mobilier misérable, une alimentation pauvre et prise en dehors de toutes les convenances hygiéniques, voilà ce qui faisait loi, jusqu'en 1846, voilà ce qui, depuis, malgré les statuts successifs de plusieurs municipalités, s'était perpétué, sinon en tout, du moins en partie, jusqu'à l'époque où M. de Bryas comprit le besoin de ramener l'Hospice des vénériens à une destination plus rationnelle, plus conforme aux nécessités de sa fondation, plus harmonique, enfin, avec les autres hôpitaux de la ville (1).

Les efforts tant de fois tentés par ses prédécesseurs, les arrêtés si vainement publiés par eux pour l'organisation d'un service médical régulier, ce digne maire les fixa d'une manière formelle, en fortifia l'esprit et la valeur. Dès-lors disparurent de nombreux abus qu'une main ferme pouvait seule extirper; dès-lors commença la sage réforme qui s'est opérée depuis, et à laquelle la ville de Bordeaux doit l'existence réelle d'un Hopital de vénériens, basé sur les conditions de forme, de durée et de résultats médicaux dont la science autant que l'humanité peut et doit faire son profit (2).

Chirurgiens. — Les articles 4 et 5 du réglement de Septembre 1830 établissent que deux hommes de l'art seront attachés au Guet-à-Cheval, l'un comme chirurgien en chef, avec appointemens de 600 fr., l'autre en qualité de chirurgien en second, chargé du service du dispensaire, et rétribué par les recettes de ce service.

Les attributions et fonctions des deux chirurgiens sont clairement définies dans l'art. 9. Ainsi, le chirurgien en chef, assisté du chirurgien en second, ou suppléé par lui en cas d'absence, doit faire la visite tous les matins à six heures en été, à sept heures et demie en hiver. — Les

(1) Termes de l'arrêté du 27 Septembre 1830.

(2) Ces inspirations de conscience, si bien réalisées par MM. de Bryas, H. Ducos, Gautier aîné, Seignan et Rabaud, ont trouvé de dignes continuateurs en MM. Brun, Hourquebie, Godinet, Dufourq, soit comme magistrats, soit comme membres de la commission administrative.

opérations chirurgicales, les indications thérapeutiques sont encore du domaine du chirurgien en chef.

Le chirurgien en second fait les pansemens importans, distribue les médicamens aux malades, fait une seconde visite le soir, et est spécialement chargé de l'examen des femmes, soit à l'extérieur, soit à l'intérieur du dépôt.

Tels étaient les termes de l'arrêté de 1830. Quelques modifications y ont été successivement introduites : ainsi, l'heure de la visite a été changée. — Elle a lieu maintenant à neuf heures du matin. — La visite de sortie pour les femmes guéries est devenue un droit pour le chirurgien en chef. — Un adjoint au chirurgien en second partage avec lui les fonctions de l'Hospice et celles du dispensaire, de manière à ce que le service de l'un et l'autre établissement soit alternatif et renouvelé par quinzaine.

Voilà quel est à peu près le complément de l'organination médicale au Guet - à - Cheval. Le cahier des visites, signé du chirurgien, passe immédiatement aux mains du pharmacien, qui, depuis 1834, demeure chargé de la distribution des médicamens. Le directeur fixe aussi, d'après la colonne du régime, l'alimentation du jour ; et à sa visite du soir, le chirurgien-adjoint s'informe si toutes les prescriptions ont été fidèlement remplies.

Pharmacien. — La fourniture des médicamens, cette exigence vitale de toute idée de guérison, a été diversement comprise par les administrations de l'Hospice des vénériens. Pour ne parler que de ce qui se fait depuis huit années, je dirai que, d'abord établie sur une grande échelle, et d'après un système où l'économie était regardée comme accessoire, cette fourniture avait pour base un prix fait ; les allocations, pour ce chapitre du service, étaient demandées par la voie d'un mémoire trimestriel, détaillant chaque médicament avec sa valeur, indiquée déjà au cahier des charges et convenue avec le pharmacien. Celui-ci, fournisseur pris en dehors de la maison, venait chaque matin remplir les prescriptions de la visite, et laissait aux infirmiers, et plus tard au chirurgien-adjoint, le soin de les distribuer aux malades.

On conçoit combien était vicieux dans sa forme, onéreux pour le budget, abusif et mal entendu dans son application, ce mode qui fut réformé par délibération du conseil d'administration, en date du 1er Avril 1831. D'après la teneur de cette décision, le pharmacien s'engage à fournir tous les médicamens prescrits par les chirurgiens de l'Hospice, et cela à raison de 9 centimes 500 millièmes par journée de malade (1). Mais s'il y avait abus dans le premier arrangement, n'y a-t-il pas abus plus grave dans la trop grande extension du principe contraire? Certes, le pharmacien actuel est un citoyen dont la probité, l'instruction et le désintéressement ne peuvent être mis en question; et malgré ces garanties, que personne ne lui conteste, on comprendra qu'il doit bien souvent adresser, aux praticiens, des observations sur la cherté de certains agens, sur l'impropriété de certaines méthodes curatives qui, par la valeur des moyens qu'elles emploient, ne se trouvent pas en rapport avec le modique devis qu'il a été forcé d'accepter. On devine à quels conflits, à quelles désagréables interprétations, à quelles fâcheuses concessions de principes, un pareil état de choses expose les personnes qui font le service médical. Souvent

_____

(1) Le traitement du pharmacien, fixé d'abord à 215 fr. par mois, fut porté à 235 francs, par arrêté de M. le Maire, en date du 26 Octobre 1833. C'est d'après ce dernier chiffre, et en calculant sur une moyenne de 30,000 journées, que se trouve établi le prix individuel ci-dessus.

la colonne *observations* du cahier des visites a été le dépositaire des reproches du chirurgien, ou des réclamations du pharmacien, sur l'administration de tel ou tel moyen, son opportunité, sa valeur intrinsèque, etc.; le tout au détriment, il faut bien le dire, d'une thérapeutique entreprise de bonne foi et contrariée dans ses indications les plus impérieuses.

On obvierait facilement à ces entraves du traitement en élevant conditionnellement le taux de la journée, ou en se basant sur un *prix convenu*, plus conforme aux intérêts mutuels du fournisseur et de l'administration. — Peut-être, et ce système a été long-tems médité par quelques membres du conseil, la pharmacie se ferait avec une fidélité plus scrupuleuse, une certitude plus entière pour le praticien, une économie plus réelle pour le budget, si les médicamens étaient achetés en gros et à leur état simple, pour être manipulés et préparés par un élève en pharmacie instruit et attaché à l'établissement comme interne.

Tels que je viens de les esquisser, les rouages médicaux de l'Hospice des vénériens fonctionnent avec intelligence et résultats; mais ne pourrait-on pas examiner si quelques modifications ne seraient pas recevables, et ne contribueraient pas à donner à cette importante partie du service une direction plus conforme à l'idée philantropique dont il émane? Les réflexions que je hasarde à cet égard sont dépourvues de tout caractère spéculatif, de tout intérêt propre, individuel et privé. C'est au lecteur à les apprécier pour ce qu'elles valent, à l'administration à les classer d'après ses vues, ses projets, son actif besoin d'être utile aux masses.

La population des Vénériens n'atteint jamais un total de cent malades; néanmoins, trois hommes de l'art sont appelés à lui donner des soins. La nature particulière du mal, la diminution toujours décroissante du nombre des syphilitiques et de l'intensité de l'affection, font comprendre dans quel cercle étroit de médication tourne une thérapeutique qu'on s'ingénie en vain à rajeunir, à tourmenter dans tous les sens ; car, il faut le dire bien haut pour que tout le monde entende : en dépit des systèmes, des innovations les plus étranges, des propositions les plus erronées sur la nature et le traitement de la syphilis , deux grandes vérités pratiques resteront toujours debout , à savoir : le *virus vénérien* et la *spécificité du mercure* rationnellement administré. Ce n'est ici ni le lieu, ni l'occasion de développer cette double thèse, si étrangement controversée de nos jours ; mais je suis bien aise, dans cet écrit, de proclamer le principe ultime d'une syphiliographie basée sur huit années d'expériences et d'observations, faites dans un Hôpital , où tous les genres d'essais ont été tentés tour à tour avec le soin, l'exactitude, l'esprit d'analyse et de bonne foi, si souvent méconnus par les auteurs des méthodes, des corps de doctrine et autres créations de l'esprit, enfantées en dehors et souvent au rebours des faits. Eh bien ! à l'Hospice des vénériens, les traitemens simples, naturels, physiologiques, ont été appréciés dans leur application à la syphilis ; chaque spécialité médicatrice, chaque nouvel agent recommandé par les expérimentateurs ont trouvé de faciles preuves entre les mains des praticiens du dépôt ; il n'est pas jusqu'à l'homœopathie qui, si étrangement vantée comme infaillible contre les maladies syphilitiques , n'ait été par nous consciencieusement essayée et reconnue vicieuse et inefficace dans ses effets , comme elle est illogique et tout-à-fait dérisoire en saine théorie.

Le service, quant aux idées de pratique, se trouve donc tracé et bien suivi par les divers médecins traitans ; mais

ne serait-il pas plus avantageux à l'entier accomplissement de leur tâche qu'il fût réglé autrement? Pourquoi
les deux praticiens attachés au dispensaire ne feraient-ils
pas exclusivement la thérapeutique des filles qu'ils séques-
trent comme malades, et dont les symptômes tombent si
immédiatement sous leur appréciation? Pourquoi, au lieu
d'être morcelé tous les quinze jours, le service des chirurgiens-adjoints ne se ferait-il pas par trimestre, ou tout au
moins par mois? Si le chirurgien en chef, par sa présence
assidue aux visites de tous les jours, pouvait donner une
direction au traitement, à la bonne heure; mais abandonnant à ses adjoints cette prérogative, dont l'exactitude est
le premier élément, il place ceux-ci dans la continuelle
obligation de fixer des indications, de combiner l'emploi
de moyens que la limite de quinze jours les empêche trop
souvent de juger en dernière analyse.

Ces objections et quelques autres que je néglige à des-
sein, tout le monde en comprendra l'importance, chacun
en développera la valeur; et si je m'abstiens de les ampli-
fier, si je me borne à en signaler le sens, c'est qu'il est de
ces vérités, si claires que leur démonstration est un pléo-
nasme, si entraînantes que la plus vague définition suffit
à les caractériser, à les mettre en saillie.

Clinique. — Y a-t-il avantage pour l'art, convenance
morale, raison de progrès dans l'admission des étudians
aux visites des vénériens?

Il en est de cette question comme de toutes les utopies
qu'on n'a pas suffisamment examinées, et qui tombent sous
la réflexion sans la sanction de l'expérience et d'une pratique rationnelle. Personne, moins que moi, n'est suspect
en semblable matière. Plus que qui ce soit j'ai long-tems
déploré que l'enseignement médical, en province, fût
muet pour ce qui tient aux cliniques d'accouchemens et

de maladies vénériennes. Aussitôt qu'il me fut permis de réaliser pour les autres, ce qu'élève j'avais si vainement désiré pour moi, je m'empressai de le faire. Aussi, dans les renseignemens qui nous furent demandés au sujet de la supplique adressée au conseil municipal, par l'école de médecine de Bordeaux, pour l'admission de quelques élèves aux visites de l'Hospice, je n'hésitai pas à donner mon assentiment.

En conséquence, le maire prit un arrêté, en date du 10 Mars 1833, par lequel, des étudians choisis et présentés par MM. les Professeurs de l'école, assisteraint au service du Dépôt des vénériens. Un réglement spécial détermina le mode de cette admission; les conditions d'ordre, d'instruction et de garantie personnelle ne furent pas oubliées dans ce supplément aux statuts généraux. — Les élèves entraient et sortaient avec les médecins. — Leur nombre était fixé à dix. — Chacun d'eux était porteur d'une carte nominative. — Deux absences non motivées faisaient retirer la permission aux délinquans. — Pendant la visite, chaque élève devait observer la plus grande réserve, et ne donner lieu à aucune espèce de trouble dans les salles. — Après le service, un enseignement clinique était professé par le chirurgien, tant sur les cas morbides de l'hôpital que sur les sujets des consultations gratuites.

De semblables intentions devaient être fructueuses, si, bien comprises par les jeunes gens qui en étaient l'objet, elles eussent été religieusement observées; mais la nature d'une institution doit être en rapport avec celle des individus pour qui elle est faite. Si la jeunesse actuelle est généralement studieuse, si elle sait apprécier les motifs d'instruction qu'on lui offre, hâtons-nous de dire qu'il est de très-nombreuses exceptions à cette règle flatteuse pour notre époque. Relativement à la question qui nous oc-

cupe , l'expérience a prouvé que l'éducation médicale
n'avait rien à attendre du contact des étudians avec les
filles publiques malades. Bien des fois il a fallu interposer
la lettre sévère des réglemens entre certaines détenues et
quelques élèves, pour des précédens qui portaient leur
scandaleuse notoriété au milieu d'une visite. De nombreuses exclusions ont été prononcées ; des épurations successivement introduites ; des modifications arrêtées, et pourtant, il faut le dire, l'émulation des derniers élus n'y a rien
gagné; car peu à peu ces jeunes gens, pour lesquels avait été
créée à Bordeaux, une innovation à laquelle on a renoncé
à Paris même, ces étudians, par négligence, oubli du besoin de s'instruire, lassitude d'un travail régulier, ou toute
autre cause, ont laissé tomber dans une entière désuétude
le réglement qui leur permet l'entrée des Vénériens.
Aujourd'hui , comme autrefois , les portes ne s'ou-
vrent qu'aux praticiens du service, et, nous devons l'avouer
avec douleur, la courte expérimentation par laquelle nous
avons passé, a détruit nos illusions à l'égard d'une jeunesse
dont nous avons le courage de signaler les défectuosités
morales et intellectuelles, comme nous aimerions à louer
les qualités de son cœur et les aimables frivolités de son
esprit.

Il n'y a donc plus, par le fait , de clinique à l'Hospice
de Bordeaux , et nous voudrions que l'administration comprît le besoin d'en détruire jusqu'au droit , par
la révocation de son arrêté du 10 Mars 1833. Car les soins
donnés par elle dans un pur esprit d'humanité , n'entraî-
nent pas forcément la soumission des malheureux qui les
réclament à des examens, des investigations désagréables
pour tout le monde sans exception , et qui le deviendraient
ici d'autant plus , qu'il y serait procédé devant un grand
nombre de personnes. Souvent, l'obligation d'être visitée

en présence de plusieurs jeunes gens, a été, de la part de quelques filles, l'occasion de scènes fâcheuses, de scandales graves et sans profit pour l'instruction. On conçoit que beaucoup de ces malheureuses, conservent encore assez de pudeur pour se refuser au spectacle scientifique auquel on les fait servir, surtout quand parmi les assistans se retrouvent des individus qu'elles ont antérieurement connus, plus ou moins ; et puis, et cette considération a bien aussi son importance, il existe au dépôt, des femmes plus *à plaindre qu'à blâmer*, hors d'état de se soigner chez elles, et qui, mariées ou filles de maison, fuiraient plutôt toute sorte de traitement que d'exposer, en quelque sorte publiquement, une maladie qu'on n'avoue qu'avec honte, alors même qu'on n'a aucun reproche d'inconduite à se faire. L'essai d'une clinique si malheureusement tenté aux Vénériens de Bordeaux, et l'appréciation bien exacte des résultats qui s'y rattachent, me démontrent donc péremptoirement, qu'il n'y a aucun avantage scientifique, aucun bien réel, aucune émulation profitable dans l'initiation des élèves à la connaissance pratique de la syphilis au sein d'un hôpital. Pourquoi, dans cette hypothèse, bien explicitement démontrée, enfreindre si inutilement les plus simples règles de la pudeur publique? Selon moi, c'est même un tort d'admettre les élèves dans les salles des vénériens (hommes) ; car, en entrant à l'Hospice, le malade a dû croire que le secret de son mal serait entre lui et les personnes, qu'il fallait dans son intérêt appeler à le connaître, et non qu'on en ferait en quelque sorte la divulgation officielle, en permettant à un grand nombre d'élèves d'assister aux visites et aux pansemens.

Sortie de l'Hospice. — J'ai dit ailleurs comment se faisait l'admission : cet acte est purement administratif ;

mais la sortie de l'Hospice est médicale dans toute
l'acception du mot, car l'*exeat* s'établit sur le cahier
après examen préalable. — Pour les femmes, la
formalité est de rigueur; et bien des fois c'est à la sévérité
de retenue pour quelques-unes de ces malades que sont
dues les insurrections et les désordres dont j'ai précédem-
ment parlé. Deux jours dans la semaine sont consacrés
à cette inspection, le mardi et le samedi. — Pour les hommes, il y a absence de moyens coërcitifs, et là se retrouve
un abus grave et sur lequel j'appelle toute la sollicitude
du conseil d'administration. Les vénériens, si peu nombreux admis à l'Hospice, ceux qui ont passé par la filière
des inconvéniens signalés plus haut, et qui tiennent au
petit nombre de lits accordés aux masses syphilitiques
d'une grande ville, ces malades qui devraient s'estimer
heureux d'être arrivés au but, quand tant d'autres expec-
tans sont désespérés de ne pouvoir obtenir secours qu'à
leur tour; ces hommes, dis-je, sont généralement d'une
impatience cruelle, pour le médecin, qui ne peut leur faire
comprendre combien il est nécessaire d'attendre une cure
complète et radicale avant de quitter le traitement. Dé-
barrassés des douleurs, des apparences grossières du mal
qu'ils offraient ils se croient guéris et n'aspirent qu'à
sortir du dépôt, les uns pour reprendre un travail indispensable à l'entretien de leurs familles, les autres pour
jouir de l'air libre avec tous ses accessoires, beaucoup
pour s'exposer à la recrudescence syphilitique, d'autant
plus facile chez eux, que le germe du mal est encore tout
entier dans leur organisme. C'est surtout là, qu'est l'inconvénient. Dans les administrations de la ville, notamment
dans les corps de préposés aux douanes, à l'octroi, aux contributions indirectes, cet abus peut avoir une grande
portée. Bien des fois la municipalité et les médecins

ont reçu le reproche de laisser des vénériens non guéris reprendre leur service. Les personnes qui se passionnent ainsi pour des malheureux indignes de la pitié qu'ils inspirent, ignorent que c'est toujours contre l'avis des gens de l'art à qui ils sont confiés, que ces hommes quittent l'Hospice. Pour remédier à cet état de choses, il serait rationnel d'imposer entr'autres obligations, aux vénériens qui réclament les secours du dépôt, une volontaire détention jusqu'au jour de la cure bien et dûment constatée par le médecin. — Les permissions de sortie ainsi que l'entrée des visiteurs, ne devraient leur être accordées qu'avec la plus grande circonspection ; en un mot, le régime de la maison, pour les hommes, devrait se ressentir un peu de l'arbitraire bienfaisant qui fait la base des réglemens pour les salles des femmes.

CHAPITRE IV.

SERVICE DU DISPENSAIRE.

VISITES DES PROSTITUÉES. — D'ABORD MENSUELLES. — PUIS SEMI - MENSUELLES. — AU DÉPOT DE LA MAIRIE. — RÉSULTATS DE CES VISITES. — DOMICILE RÉEL DE LA SYPHILIS A BORDEAUX. — IMPUNITÉ DES MAISONS DE PASSE. — COMPLÉMENT DE LA VISITE. — INSCRIPTION DES PROSTITUÉES. — RADIATION, CE QU'ELLE PRODUIT. — MAISON DE CONVALESCENCE PROPOSÉE A L'ADMINISTRATION. — OBLIGATIONS DES MÉDECINS DU DISPENSAIRE. — CE QUE LEUR DOIT L'ADMINISTRATION.

Le service du dispensaire est, à proprement parler, le service médical extérieur de l'Hospice, puisqu'il est confié à ses chirurgiens-adjoints, et surveillé par l'autorité, de laquelle ressort l'administration du Dépôt.

Il a pour but une mesure préservatrice, et consiste dans la visite générale de toutes les prostituées inscrites aux matricules de la police.

On comprend la certitude d'une pareille mesure, considérée depuis long-tems comme essentielle à la santé publique. Il faut convenir, en effet, que par elle seule on peut espérer la diminution toujours croissante des cas de syphilis, parmi ces femmes que le vice et la misère jettent en dehors de la société. Il a fallu cette importante raison, pour légitimer l'arbitraire du moyen, et placer l'administration dans une question de nécessité qu'on tenterait vainement d'éluder, quand on admet la tolérance bien réglée de la prostitution.

La visite a long-tems eu lieu mensuellement. Toutes les

filles soumises s'y présentaient dans des lieux et à des époques fixées par les règlemens. Depuis 1830, ce chapitre de la surveillance sanitaire fut exactement défini, et les prostituées, divisées en catégories distinctes, furent visitées comme suit :

Le 1er. et le 2 de chaque mois, { Visite à l'Hospice. ——— Gratuite.

Les 10, 11 et 12. { Visite au domicile du chirurgien. ——— Taxe de 2 fr. 50 c., dont un cinquième affecté au Dépôt de Mendicité (1).

Cette opération donnait un résultat qui peut être apprécié par le tableau synoptique que j'établis ici :

1831. Enclos, { de Janvier à Juin, 1579 { 580 vénér.. 54 galeuses; de Juin à Janvier, 2469 { 327 vénér., 18 galeuses; } Visites du 10. { de Janvier à Juin, 1392 { 471 vénér., 65 galeuses; de Juin à Janvier, 1630 { 529 vénér., 31 galeuses;

1832. Enclos, { de Janvier à Juin, 1538 { 448 vénér., 60 galeuses, de Juin à Janvier, 1991 { 310 vénér., 21 galeuses; } Visites du 10. { de Janvier à Juin, 1354 { 322 vénér., 44 galeuses; de Juin à Janvier, 1570 { 411 vénér., 19 galeuses;

(1) Cette taxe, qui est tout-à-fait facultative, la visite étant une mesure essentiellement gratuite, est néanmoins l'objet d'observations intéressées de la part de gens, qui ne veulent pas admettre que la répression du vice et de ses dangers, peut, sans immoralité se trouver rétribuée par le vice lui-même.

1833. Enclos,
- de Janvier à Juin, 1310 { 415 vénér., 19 galeuses; de Juin à Janvier, 1713 { 422 vénér., 44 galeuses; — Visites du 10. — de Janvier à Juin, 1585 { 327 vénér., 18 galeuses; de Juin à Janvier, 1634 { 319 vénér., 8 galeuses;

1834. Enclos,
- de Janvier à Juin, 1690 { 348 vénér., 40 galeuses; de Juin à Janvier, 1675 { 320 vénér., 15 galeuses; — Visites du 10. — de Janvier à Juin, 1614 { 297 vénér., 0 galeuses; de Juin à Janvier, 1615 { 230 vénér., 29 galeuses;

Ces chiffres, exactement recueillis, prouvent *à priori*, que la régularité ne manquait pas à ce service, et la situation respective de chaque année parlait assez d'elle-même, le nombre et la gravité des symptômes syphilitiques s'atténuant de jour en jour. Contrôlées avec la plus scrupuleuse attention, et toujours par le même chirurgien, les prostituées offraient de suffisantes garanties sanitaires. On conçoit que la physionomie connue de leurs organes sexuels, l'habitude d'en explorer les surfaces muqueuse et cutanée, devaient être d'une grande importance pour l'homme de l'art, spécialement appliqué à en déterminer l'état physiologique ou les altérations morbides. Et puis, avec moins d'embarras et de travail pour l'administration, de tracasseries et d'assujettissement pour les filles, la surveillance n'était pas suspendue d'un mois à l'autre; car à la moindre plainte, à l'indice le plus léger, on soumettait à de nouvelles investigations, la femme qui pouvait y donner lieu.

Néanmoins, et pour se conformer aux objections de la prudence et aux règles ailleurs suivies, depuis le mois de

Mars 1835 les visites sont devenues semi-mensuelles , et faites par les deux chirurgiens-adjoints , dont l'office est alternatif (1).

Elles ont lieu, comme par le passé , à l'Hospice, et gratuitement , les 1 et 16 de chaque mois ; — dans un local *ad hoc*, et taxées à 1 fr. 25 c., les 3 , 4, 5, 18 , 19 et 20 ; — enfin , au domicile de quelques filles nanties d'une permission spéciale, les 6 et 21. — Le cinquième prélevé sur les taxes est actuellement versé entre les mains de M. l'adjoint de la police de sûreté (2).

Une autre visite a lieu en dehors de l'Hospice ; je veux parler de celle faite dans la prison de la mairie , pour les femmes que des contraventions ou de simples délits de police y amènent. Le chirurgien de service est obligé d'accomplir tous les matins cette tâche , jadis remplie par le médecin de l'Hôtel-de-Ville. Des conflits de diagnostic , des erreurs dans l'appréciation de quelques symptômes vagues et peu déterminés ont fait remettre cette charge aux soins des médecins du dispensaire (3).

Ainsi examinées tous les quinze jours avec la plus scrupuleuse attention , les prostituées n'offrent à l'observateur que de rares affections contagieuses. Il est impossible qu'elles cèlent la plus légère lésion organique et la traitent d'une visite à l'autre. Aussi retire-t-on des fruits très-satisfaisans de cette active exploration ; aussi, depuis quelques années , la syphilis a-t-elle sensiblement décru sous le double rapport de la gravité et du nombre des cas, parmi ces femmes que, par un système bien entendu de salubrité générale, la police traque et harcèle sans cesse.

---

(1) Arrêté de M. Brun , en date du 7 Février 1835.
(2) Arrêté cité , art. 6.
(3) Instruction de M. Hourquebic , en date du 2 Avril 1835.

Veut-on une preuve irrécusable de cette assertion? Sur les cinquante malades (femmes) environ, qui forment la population moyenne des salles du Dépôt, la moitié, tout au plus, appartient aux cadres du dispensaire; les autres sont des filles de chambre, des bonnes d'enfant, des grisettes ou de malheureuses villageoises.

Domicile réel de la syphilis à Bordeaux. — Cette question mérite d'être mûrement étudiée.

D'après ce qui précède, il est évident que le *contagium* diminue progressivement parmi les prostituées. J'ai fait un relevé des consultations nombreuses données à l'Hospice pendant trois années, et j'y ai joint les résultats de ma pratique particulière dans le même laps de tems; ces documens m'ont mis à même d'établir une curieuse statistique, à savoir celle des causes déterminantes de la syphilis chez un grand nombre de vénériens (hommes). Il m'est démontré, par ce travail tout arithmétique, que les neuf dixièmes des consultans attribuent leur mal à des rapports avec des personnes non soumises à la visite.

Si l'on considère qu'en regard des mesures de prudence adoptées par les prostituées dans la crainte bien naturelle de l'Hospice, des soins de propreté auxquels elles s'astreignent, de l'examen rigoureux qu'elles exercent sur les organes génitaux des hommes qui les voient, il faut placer, comme dans un parallèle absolu, l'incurie de cet essaim d'ouvrières que la corruption morale n'atteint qu'après la corruption physique elle-même, on obtiendra la facile solution du problême. Combien de jeunes filles, à peine pubères, qui se prostituent clandestinement! combien qui, en dehors de la maison paternelle, se livrent à un acte qui leur déprave le cœur, encore moins qu'il ne met le désordre dans leur organisation! combien, et c'est là un des caractères les plus hideux de notre époque, qui

servent d'objets de spéculation à des parens , dont l'indigence ne justifie pas l'infamie , dont les besoins n'excu-
sent en aucune façon la bassesse et l'horrible cupidité !
Des habitudes de malpropreté , une alimentation âcre et
peu substantielle, un travail assidu de toute la journée , la
précocité d'une fonction qui demande le complet développement de la femme , voilà ce qui putréfie cette jeunesse si vive, en apparence si alerte , à la tournure et à
l'extérieur ravissans , quand sous l'écorce se trouve le fruit
amer de l'infection.

Et sans prétendre au titre de moraliste , qu'il me soit
permis d'indiquer ce degré de dépravation qui sévit sur les
classes inférieures avec toute la force de la plus impé-
rieuse des nécessités , celle de vivre ; non pas avec les
choses indispensables à la vie , mais avec les superfluités,
peut-être plus absolues que les alimens premiers de l'existence ? C'est à ces besoins factices, à ce despotisme du
luxe dans la misère qu'il faut principalement attribuer
la prostitution dans nos grandes villes.

Il n'est pas difficile maintenant d'indiquer le domicile
réel de la syphilis à Bordeaux. Que s'il était permis de
soumettre à une visite générale, les filles qui pullulent dans
les lieux de rendez-vous , on pourrait établir comme proposition démontrée que : *la maladie vénérienne a fixé sa
plus cruelle symptomatologie dans la dangereuse et considérable clientelle des maisons dites de Passe.* Là , sans contredit , se retrouve la source de ces complications tenaces
que la pratique nous met encore à même d'observer ,
malgré leur décroissance réelle chez les masses légalement
exploitées ; là , s'engendre et se communique le venin
syphilitique avec ses formes de protée et sa malignité d'hy-
drophobe ; là , et seulement là , se concentrent , impunies
et cachées , la propagande honteuse du vice et l'atroce
théorie de l'empoisonnement social.

Aussi l'hygiène, la philosophie et la morale font-elles depuis long-tems, une importante pétition de principes à ce sujet. La législation, si hardie pour violer la liberté indi- viduelle d'un nombre donné de femmes classées, garde une trop coupable réserve pour étendre un droit acquis, pour accomplir un devoir imprescriptible, celui de pré- server la société d'un mal incalculable dans ses résultats. Qu'on se pénètre bien que, « dans l'exercice de la police, » c'est plutôt le magistrat qui punit que la loi (1) », et la lettre stricte des réglemens ne sera plus une digue infran- chissable, pour le pouvoir paternel à qui se trouve remis de si puissans intérêts. Les maisons de passe et les filles insoumises, doivent donc être l'objet d'une surveillance spéciale ; car ici, comme à Paris, comme partout, les prostituées assujetties à la police n'ont que des *bobos*, en comparaison de la gravité des maux que présentent les habituées des maisons clandestines de débauche.

Complément de la visite. — Les certificats de santé ou de maladie, chez les femmes explorées, sont délivrés ainsi qu'il suit :

Pour celles qui se font visiter à l'Hospice, l'inscription est portée sur le registre d'appel, tenu par un agent chargé d'assister le médecin dans cette partie du service. Saines, elles sont de suite rendues à la liberté ; malades, on les garde au Dépôt.

Celles qui se rendent à la seconde visite, indépendam- ment de l'inscription d'appel, reçoivent du médecin un bulletin qu'elles représentent à l'agent placé aux portes de la salle ; les malades sont séquestrées d'après la teneur négative du bulletin, et transférées immédiatement à l'Hos- pice pour y être traitées. Aucune exception, aucune ex-

(1) Montesquieu, Esp. d. Lois, liv. xxvj, ch. 24.

cuse n'est admise en pareil cas, les traitemens à domicile
étant avec raison sévèrement interdits par les réglemens.

Des punitions sont infligées aux délinquantes et à celles
des prostituées, dont la conduite pendant la visite a pu déterminer du désordre. Ces punitions sont facultatives pour
M. l'adjoint, qui les impose toujours avec une juste appréciation des causes alléguées. Une des circonstances qui
déterminent le plus souvent ces corrections, est la super-
cherie employée par quelques vénériennes, pour cacher les
affections dont elles sont atteintes. Découvertes dans leurs
moyens de fraude, elles poussent par fois le désappointe-
ment jusqu'à l'obstination la plus injurieuse. Les médecins, les agens, le magistrat sont alors pris à partie. Dans
ce cas, quelques jours de prison après guérison, sont ordinairement infligés à la coupable.

Inscription des prostituées. — J'indiquerai brièvement
la matière de ce paragraphe.

Lorsqu'il est avéré par des rapports exacts et renouve-
lés, par des témoignages irrécusables, qu'une fille se livre
à la prostitution, elle est mandée à l'Hôtel-de-Ville, pour
avoir à expliquer sa position. Si les raisons qu'elle fournit
ne détruisent pas les renseignemens pris sur sa manière
de vivre; si surtout elle est dans les conditions d'âge et
d'indépendance indiquées par la loi, on l'inscrit au livre
matricule ouvert à cet effet au bureau du chef de division
de la police de sûreté. Dès-lors elle est classée et reçoit
un numéro d'ordre au répertoire.

Le plus souvent, l'initiative est prise par les filles qui
viennent se soumettre aux sages mesures de l'autorité, ou
par les dames de maisons qui les ont recueillies. Dans
d'autres cas, c'est avec une peine infinie qu'on parvient à
les enregistrer; car, pour celles-là les objections ne manquent pas, les fins de non-recevoir sont plus ou moins in-

génieuses. Telle se réclame de sa famille, telle autre de son amant, telle autre encore de son état dans le monde, et toutes ont des motifs puissans d'insoumission.

Celles qui arguent de leur minorité ne laissent pas d'être parfois enregistrées (1). Il est même fâcheux que cette considération de l'âge légal, fournisse de si fréquentes occasions de dissidences entre le pouvoir municipal et l'autorité judiciaire : dissidences qui tournent toujours au profit du désordre et de l'insalubrité publique. Bien des fois, en effet, les filles mineures, dont la prostitution était chose prouvée pour la police, ont été défendues par un zèle mal compris du parquet, et ont impunément continué, sous l'égide respectable de la loi, de semer dans la population des germes de morbidité. Je connais de nombreux exemples de ces conflits d'autorité, qui rendent timide hors mesure l'agence des recherches du vice, et donnent un bill d'existence à un mal que les efforts réunis de tous les pouvoirs devraient tendre sans cesse à extirper (2).

Les réglemens de police antérieurs à 1830, laissaient un vaste champ aux prétextes d'exemption de la visite.

_____

(1) A Paris, l'âge de 16 ans est regardé comme l'époque légale à laquelle on peut admettre les prostituées sur les registres de la police. (P. Duchâtelet, tome 2, page 390).

(2) Enregistrer une fille mineure, après toutes les formalités et précautions que demande un acte de cette importance, c'est se procurer le moyen d'exercer sur elle une surveillance tutélaire ; c'est donner à l'administration la facilité de découvrir et de rendre à leurs familles des jeunes filles qui n'ont eu que des écarts, qui ne sont pas perverties, qui fuient peut-être le regard de la justice, ou celui de leurs père et mère, et qui, livrées sans frein et sans contrôle à la débauche, achèvent de se corrompre et de ruiner leur santé.

Toute femme payant patente de marchande, de débitante, de limonadière, etc., était de droit placée en dehors des statuts du dispensaire. Celles qui justifiaient par quittance, du paiement de leurs contributions personnelle et mobilière se trouvaient dans le même cas. On voit d'ici à quels crians abus conduisait une semblable tolérance. Les demandes en établissemens industriels, affluaient à la police; les certificats d'impôts, les reçus de marchands de meubles arrivaient par centaines sur le bureau de M. l'adjoint; et ce fut, à cette profusion de titres que l'administration comprit le besoin de mettre plus d'harmonie dans des excuses si faciles à créer. Aussi ne les admet-on plus qu'avec une réserve extrême; maintenant, c'est aux seules preuves de non prostitution, bien franches, bien palpables, bien explicites, qu'on accorde le droit de dispense, quand d'ailleurs ce droit n'est contesté par personne.

Radiation des prostituées. Ce qu'elle produit. — On peut classer ainsi les causes de radiation:

1°. Des prostituées vieillies et délaissées par les hommes sont rayées du répertoire de la visite, quand il demeure prouvé qu'elles ne sont plus que les servantes de filles moins âgées, et par conséquent encore en exercice (1). Rien, dans cette exception, n'est fixé par l'âge, car il est de très-vieilles prostituées, qui ne parviennent pas à convaincre l'administration du rôle passif auquel elles se prétendent réduites. Celles-là sont les doyennes de la troupe, et parmi leurs semblables, elles trouvent tous les égards dus à la vétérance.

2°. Des filles mineures, momentanément inscrites sur

_____

(1) Cependant une instruction de M. le maire, en date du 8 Juillet 1826, astreint toutes les servantes des maisons publiques ou des filles en chambre à la visite mensuelle.

les livres de la police, peuvent être réclamées par leurs
parens. La radiation est alors de droit, la fille fût-elle
retenue au Dépôt comme atteinte de syphilis.

Si la prostituée réclamée par sa famille, a vingt et un
ans accomplis, elle est également rayée. Néanmoins, dans
le cas de maladie, on ajourne sa liberté jusqu'à la guérison. C'est, du reste, ce que j'ai vu trois ou quatre fois.

3°. La radiation des filles qui se retirent dans une maison de refuge n'est que conditionnelle ; car la police ne
perd pas son doit de surveillance sur celle des prostituées
qui témoignent des sentimens de repentir. Tant de simu-
lations diverses sont employées par elles pour s'affranchir
du joug de la visite, qu'elles ne se font aucun scrupule
de passer par la *Miséricorde* pour reprendre bientôt leur
première liberté. Dans ce cas, le maintien sur les listes est
de suite rétabli, et d'actives recherches sont dirigées contre la religieuse de hasard qui veut rendre le ciel complice
de son stratagème.

4°. De nombreuses demandes sont adressées à l'autorité,
par des filles dont la figure, les agrémens de l'esprit,
l'éducation, etc., sont des objets de remarque et d'attention pour certains hommes. Un registre est ouvert à la
mairie, pour recevoir les noms, prénoms et position civile
des répondans, qui sont, en outre, tenus de signer la pro-
messe écrite de subvenir aux moyens d'existence des femmes, dont ils sollicitent la radiation.

Cette formalité, devant laquelle recule plus d'un répon-
dant, quoiqu'en apparence susceptible d'amener à de
bonnes fins, est une porte ouverte à beaucoup d'inconvéniens. On a vu de ces prostituées, soudainement élevées jusqu'au titre de femmes entretenues, déchoir bientôt et rentrer par la force d'un premier instinct, dans la
sphère d'où l'avait tirée un mouvement irréfléchi de con-

fiance, un sentiment passager de tendresse, une trop facile bienveillance du magistrat. Si du moins les répondans, en abandonnant ces filles à elles-mêmes, se déga-
geaient de l'obligation qu'ils ont contractée, la police ne
se verrait pas dans la continuelle nécessité de refaire tout
son système de perquisition, quand elle a, chose trop fréquente, à retrouver des prostituées, dont elle a remis le
sort entre les mains de gens qui ont trompé sa bonne foi.
Ce n'est alors que par de laborieuses excursions qu'on
parvient à ressaisir la fille insoumise, habituée à l'impunité que lui garantit la caution d'un nom souvent respectable et qui sert de plastron à ses déportemens.

5°. Quelques-unes demandent et obtiennent leur radiation, pour se livrer à l'art dramatique, comme choristes ou
figurantes du ballet. Cette *profession*, qui leur assure des
moyens d'existence dont le taux varie, en égard aux char-
mes de leur personne encore plus qu'à la réalité de leur
talent, cette profession n'est qu'un brillant prétexte de se
soustraire à la visite ; car la plupart de ces dames qui, des
galeries du théâtre passent sur la scène, n'en utilisent que
plus librement les nombreux avantages qu'elles tiennent
de la nature. C'est pour elles une prostitution dorée et sans
contrôle succédant au dur et pénible métier de la fille
publique.

6°. Le mariage est une circonstance qui entraine de
droit la radiation. Il n'est pas rare, surtout depuis quelques années, de voir se présenter au bureau de M. l'adjoint des couples disposés à quitter le libertinage pour un
hymen bien régulier. On exige d'eux le contrat civil, et
la femme est immédiatement dispensée de toute visite.

Ainsi qu'on peut le prévoir, c'est un point important
dans la législation sanitaire des prostituées, que ce droit
de non radiation qui fixe et détermine leur posi-

tion et leur indépendance. Comment usent-elles de ce bé-
néfice légal ? C'est ce qu'on peut deviner sans peine. La plupart, entraînées par l'habitude de la paresse, de la dépense,
d'une toilette recherchée, etc., ne savent plus vivre mo-
destement avec les ressources de leur travail ; tôt ou tard
elles reprennent ces allures de désordre qui sont comme
leur seconde nature, et ramenées devant le magistrat,
elles subissent une nouvelle inscription.

Néanmoins, il faut le dire, plusieurs de ces malheureuses, éclairées par leur raison, se roidissent avec effort
contre de funestes tentations. Rendues à la vie sociale,
elles cherchent à devenir chaque jour plus dignes de lui
appartenir. Je sais quelques-unes de ces femmes, qui sont
d'excellens sujets dans des maisons honorables, comme
domestiques ou comme demoiselles de comptoir ; il en
est d'autres qui, mariées, sont devenues de bonnes
épouses, de tendres mères, et qui, dans leur intérieur
comme autour d'elles, savent commander l'estime et la
considération dues à la vertu.

Résultats médiats de la visite. — On a depuis long-tems
reconnu que la visite des prostituées est une mesure importante d'hygiène publique et de morale. Enrayer la débauche, extirper la syphilis, tel est le double but de cet
acte extra-légal, que des philantropes prévenus ou des
moralistes suspects peuvent seuls critiquer et trouver
odieux. La société ne pouvant se régir que par des lois
de nécessité, il faut admettre comme fondées toutes les
précautions qu'elle consacre à la sûreté de son existence.

Mais la visite, telle que l'ont établie les réglemens, est in-
suffisante ; c'est un fait que j'ai surabondamment démontré.
La prostitution clandestine a des priviléges qui rendront
incomplets, long-tems encore, tous les moyens neutralisa-
teurs employés contre une cruelle contagion. On doit re-

connaître aussi que dans le cercle étroit où s'exerce cette investigation, elle rencontre des abus nombreux, qui lui ôtent ses garanties premières.

Parmi les prostituées reconnues malades et retenues comme telles, il en est beaucoup dont les symptômes disparaissent sous l'impression d'un traitement mercuriel méthodiquement prescrit. La visite de sortie remet ces femmes en liberté, et le mois suivant, le médecin du dispensaire les retrouve infectées. Ces récidives s'expliquent trop clairement pour que j'en fasse ici le sujet de considérations étendues. Au sortir de l'Enclos, ces femmes reprennent le régime des maisons de débauche. Un coït fréquent, l'usage d'alimens âcres et échauffans, de boissons spiritueuses, toute l'agitation d'une vie de désordre, d'excès ou de privations, voilà les causes réelles de cette aptitude vénérienne, qui ferait croire à l'inefficacité des traitemens chez certaines organisations.

On obvierait à ces graves inconvéniens par l'établissement d'une *maison de convalescence*, où les prostituées guéries de syphilis, séjourneraient pendant un tems plus ou moins long. Ce n'est point un refuge, un libre et religieux asile que je conseille ici, mais bien une dépendance immédiate de l'Hospice, destinée à consolider la guérison des femmes vénériennes, et à ne point rendre illusoires les mesures sanitaires dont elles sont l'objet.

La création de ce lieu de transition entre l'Hospice et la liberté n'aurait pas seulement un avantage médical bien constaté, mais on devine que la morale publique y gagnerait infiniment. Basée sur des règles sévères, cette sorte de détention, en habituant au travail des femmes non entièrement perverties, leur ferait envisager toute la hideur du vice, et les rendrait au sentiment de leur propre estime. La prostitution perdrait ses droits sur beaucoup de ces infortunées , qui ne redouteraient pas seulement l'Enclos., mais qui craindraient bien plus encore le séjour de la *maison de convalescence;* car j'ai fait sentir ailleurs, combien elles sont sensibles à la correction qu'on leur inflige après guérison et visité de sortie. On éteindrait aussi par là, ce sale prosélytisme des visiteuses qui viennent spéculer, à l'insu de tout le monde, sur le probable *exeat* de telle ou telle vénérienne. Ce courtage infame que j'ai déjà signalé, et qui réclame une prompte modification dans les usages administratifs du dépôt , serait anéanti sans retour par l'innovation que je propose , et qu'une objection financière peut seule empêcher de réaliser de suite.

Des statuts sagement assortis aux exigences de ce nouveau local , un système de travail et de punition tout particulier régleraient facilement l'ordonnance d'une semblable maison. Des ouvroirs, des amusemens bien combinés auraient pour but de mettre les convalescentes à l'abri de l'ennui que cette séquestration ne manquerait pas de déterminer chez elles. Mais comme il n'entre pas dans mon intention de donner plus d'étendue à ces détails organiques, je me borne à mettre en saillie les résultats d'un tel établissement; et chacun comprendra que la guérison radicale des prostituées arrêtées à la visite , que la durable conversion de plusieurs d'entr'elles à des sentimens d'ordre , de raison et de vertu peuvent seules dépendre de la création bien entendue de ces *maisons de convalescence.*

Obligations des médecins du dispensaire. Ce que leur doit l'administration. — Les graves et importantes fonctions de médecin du dispensaire n'exigent pas seulement du talent, du savoir médical. Le sacerdoce auquel le praticien se trouve appelé dans cette circonstance lui impose des devoirs nombreux , que Parent-Duchâtelet a conve-

nablement énumérés dans son ouvrage. Il faut , en effet,
« qu'à une époque où la considération attachée à un corps
» quelconque n'existe plus, où l'on ne peut aspirer qu'à
» la considération personnelle, les hommes de l'art char-
» gés du dispensaire soient intacts et sévèrement probes;
» il faut qu'ils puissent aller partout tête levée, et que
» personne ne rougisse de les avouer pour ses amis ou
» pour ses confrères...

» ....

» cette probité médicale exige l'éloignement de tout esprit
» de charlatanisme....; car, si dans la guérison de cer-
» taines maladies, il est à désirer, pour le bien de l'hu-
» manité, que les malades s'adressent aux médecins du dis-
» pensaire, il faut qu'on vienne à ces médecins par la
» juste réputation qu'ils ont acquise, et non parce qu'ils
» auront embouché la trompette pour attirer à eux la po-
» pulation souffrante ».

C'est, en effet, ainsi que nous comprenons le mandat
qui nous est confié par le pouvoir et par nos concitoyens.
Honte aux moyens bas et non avoués par l'honneur, dans
l'exercice de cette spécialité qui nous est dévolue! Répro-
bation hautement prononcée contre ceux qui préconisent
publiquement des méthodes, des systèmes de traitement
qui leur sont propres et qu'ils disent exploiter en secret!
A notre époque de progrès, de civilisation, de lumières,
ces tendances au monopole curatif sont au surplus promp-
tement flétries par tous les hommes réfléchis, et les scandaleux succès de quelques empiriques ne portent plus
que sur les échellons inférieurs de la société.

A cette délicatesse bien définie dans l'exercice médical, le chirurgien du dispensaire doit joindre d'autres
obligations qui sont toutes de position. Sévère et grave,
avec les prostituées, il accomplira sa mission de ma-

nière à n'encourir aucun reproche ; scrupuleux et juste, il
appréciera l'état sanitaire de chaque visitée avec discernement et vérité. Dans ses rapports avec l'autorité, il doit
être exact et libre. S'il a des modifications heureuses à
conseiller, d'importans changemens à demander, des avis
salutaires à ouvrir, il doit le faire sans crainte, et avec
toute la franchise qui caractérise l'homme en qui le pouvoir remet son entière confiance.

Car cette confiance, le médecin du dispensaire doit
l'avoir complète, absolue, sans réticence. Quand, digne et
placé à la hauteur de son intelligence, il accepte le soin
de veiller à la salubrité publique, le praticien doit se con-
sidérer comme le plus incorruptible représentant de l'état
social. Que quelques individus aient failli à cette grande
idée, qu'ils se soient déshonorés par l'oubli de ces obligations sacrées, malheur à eux qui n'ont pas compris les
plus vulgaires notions de la conscience !

Mais quand l'homme de l'art qui se respecte est investi
de la pensée intime du pouvoir, il puise dans ce noble
appui une force morale efficace et le désir de tout faire
pour s'acquitter avec honneur de la tâche qu'on lui a
remise. Et puis, le magistrat doit au moins cette confiance au médecin qu'il place à la fonction du dispensaire,
à titre de compensation pour les désavantages pratiques
qui tiennent à l'emploi lui-même. Si la spécialité créée par
la place de chirurgien des vénériens est fructueuse et
assure des droits à certaine clientelle, croit-on que
dans notre société, si singulière, des répugnances ne
s'attachent pas à la désignation que je viens d'indiquer ?
Combien de gens qui vous accordent du talent, du tact,
du jugement médical, et qui pourtant vous font l'injure
de ne pas vous appeler pour leur médecin ou celui de
leur famille, par cela seul que vous êtes docteur d'un hos-

pice de vénériens? C'est là un absurde préjugé, je le sais ; mais il serait plus absurde encore d'en nier la fâcheuse influence sur les réalités de la pratique, surtout quand l'homme qu'atteint ce préjugé, conserve devant lui, comme devant toutes les aberrations intellectuelles semblables, l'attitude de l'honneur, de la conscience et de la raison; quand facile aux inspirations d'une ame élevée, il ne vend à aucun prix, une distinction qu'il n'a pas achetée et qu'il ne doit qu'à ses lumières et à sa probité bien reconnues ; quand enfin, en dehors de ses fonctions, comme dans leur exercice, il demeure certain des sympathies de ses pairs et de sa propre estime, résultats constans de l'acquit de tous les devoirs imposés à l'homme public comme à l'homme privé.

Pour conclure, il est donc juste, autant que rationnel, que l'autorité, appréciation faite des qualités morales et scientifiques de ses médecins, leur accorde, en dédommagement de ce qu'elle leur fait perdre dans le public, tout ce que sa confiance peut leur assurer de considération.

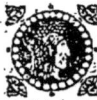

CHAPITRE V.

RAPPORTS AVEC LES HOPITAUX DE LA VILLE.

----&o&----

HÔPITAL ST.-ANDRÉ, (RUSES EMPLOYÉES POUR SE FAIRE ÉVACUER SUR L'). — MATERNITÉ, ABUS QUI S'Y RATTACHENT. — ENFANS - TROUVÉS. — ALIÉNÉS , MAISON CENTRALE DE CADILLAC. — MISÉRICORDE , INSUFFISANCES HYGIÉNIQUES. — DÉPÔT DE MENDICITÉ.

L'Hospice des vénériens a des rapports journaliers avec les diverses maisons de secours de Bordeaux.

J'ai, autre part, indiqué comment et depuis quelle époque la fourniture du pain était faite, au Dépôt, par la boulangerie de la commission administrative ; je ne reparlerai des avantages de ce détail, tout d'intérieur, que pour faire comprendre, de nouveau, combien il importerait, à l'homogénéité du régime et peut - être à la régularité budgétaire de la maison, que toutes les fournitures d'alimens fussent puisées à la même source.

Hôpital Saint-André. — Restreints dans une thérapeutique spéciale, obligés de formuler un traitement, pour ainsi dire, spécifique, les médecins de l'Hospice doivent, sauf quelques exceptions, diriger sur l'Hôpital civil ceux ou celles de leurs malades qui, par une éventualité pathologique, ne sont plus vénériens qu'accessoirement.

Il n'est cependant pas rare de trouver, dans les salles du Dépôt, d'assez fréquentes complications morbides, pour lesquelles le cahier de visite porte des indications pharmaceutiques particulières ; mais quand la maladie prend de l'intensité, lorsque des symptômes fâcheux se dessinent, et que le sujet réclame son évacuation sur l'Hôpital Saint-André, le devoir du chirurgien de service est de souscrire à ce désir. Pour les hommes, sur tout, aucun moyen d'objection n'est possible ; car, ainsi que je l'ai déjà démontré, ces malades sont libres de quitter le Dépôt quand bon leur semble.

Les femmes sont, à cet égard, dans une autre catégorie, et il importe de ne pas admettre trop facilement les raisons qu'elles font valoir. Il est arrivé que des filles syphilitiques, pour échapper au séjour de l'Enclos, ont simulé des fièvres, des irritations, des entérites, et, par ces excuses adroitement présentées, sont parvenues à mettre en défaut la perspicacité des médecins. Dans ces cas, l'évacuation sur l'Hôpital Saint-André, s'est trouvé convertie en un *exeat* complet; car à peine entrée dans son nouvel asile, la fiévreuse en est sortie pour se livrer en liberté à la prostitution, jusqu'à la prochaine visite générale. Il a suffi de deux ou trois ruses semblables pour éveiller l'attention et les scrupules des praticiens sur cette partie du service ; aussi de très-graves complications nosologiques, ont été traitées aux Vénériens par la seule crainte de voir se renouveler de semblables abus, qu'on rendrait à coup sûr impossibles, si les malades envoyées du Dépôt à l'Hôpital Saint-André étaient renvoyées au Dépôt après leur guérison. On comprend qu'alors on n'aurait à redouter aucune fausse allégation, de la part des syphilitiques, qui voudraient fuir le traitement de l'Hospice par la porte de l'Hôpital Saint-André (1).

_____

(1) L'administration devait faire un détail obligatoire de cette formalité, trop souvent négligée par MM. les médecins de l'Hôpital St.-André.

Cette maison évacue à son tour ses vénériens sur l'Enclos. Malheureusement il ne peut exister une entière réciprocité entre les deux Hospices à cet égard, surtout en ce qui concerne les hommes. Les médecins de l'Hôpital Saint-André qui évacuent un malade sur le Dépôt des vénériens, mettent leurs confrères, de ce dernier asile, dans une pénible nécessité, car l'admission toute administrative des sujets, l'exiguité du local (vingt - cinq lits), sa continuelle occupation, deviennent des causes de refus qu'il est facile d'apprécier (1). Ces nouveaux-venus prennent rang dans la série des inscrits à la mairie, et n'obtiennent un tour de faveur que sur l'urgence bien constatée du traitement qu'ils réclament.

Hospice de la Maternité. — Des relations de voisinage et de simple contiguité morale, existent entre l'Hospice des vénériens et la Maternité.

Sur la population ambiante des vénériennes du Dépôt, il est démontré qu'un huitième par an se trouve dans un état plus ou moins avancé de gestation ; non pas que ces grossesses soient précisément observées chez les prostituées ; mais c'est dans l'abondante catégorie des malades du civil, notamment chez les filles de campagne et les domestiques, que se retrouve, avec la syphilis, cette circonstance purement physiologique, cette complication quelquefois si grave, quoique tout à fait naturelle.

Beaucoup de ces femmes, malgré les soins spéciaux auxquels on les soumet, la modération des agens thérapeutiques et l'alimentation modifiée qui leur est donnée, ont des parturitions précoces. Ces avortemens reconnais-

_____

(1) Voir aux considérations préliminaires, l'importance que j'ai déjà signalée, d'une création de salles destinées aux vénériens à l'hôpital-général. Cette lacune, dans le service d'un grand hospice, ne peut manquer d'être incessamment remplie.

sent habituellement pour causes ou la nature symptomatique du mal, ou des imprudences commises antérieurement à leur entrée au Dépôt, ou la simulation de leur état qui les soustrait aux précautions exigées. Dans tous ces cas, elle ne quittent pas la maison, et des soins particuliers leur sont administrés.

Quand il s'agit d'une grossesse arrivée à terme, l'évacuation sur la Maternité a lieu dès l'apparence des premières contractions utérines.

Et c'est, je dois le dire, un abus énorme que cette condition des prodrômes du travail, comme essentielle au transport dont il s'agit. La clause est d'une rigueur telle, que, dans plus d'une occurrence, des femmes ont été renvoyées de la Maternité au dépôt, pour retourner le même soir à la Maternité, où quelques heures plus tôt on avait refusé de les garder, *vu la non imminence du travail*. Un plus grave inconvénient a résulté de ce ridicule *sine quâ non*, c'est que, malgré le court espace qui sépare les deux Hospices (il sont situés vis-à-vis dans la même rue), l'expulsion du fœtus a eu lieu pendant le trajet de l'un à l'autre; cette circonstance s'est présentée deux fois à ma connaissance. On conviendra que l'appréhension d'un semblable accident, devrait rendre moins absolues les personnes chargées du service à la Maternité.

Je dois aussi faire remarquer comme un point important dans les usages de cette dernière maison, le court séjour qu'y font les prostituées qu'on y accouche. Il n'est pas rare de voir des filles, renvoyées après deux ou trois jours de parturition, offrir des maladies consécutives très-fâcheuses, des métrites, des péritonites, affections dont l'issue n'est pas toujours heureuse, et qui seraient souvent prévenues, si les accouchées-vénériennes faisaient un séjour plus long et plus rationnel à l'Hospice de la Maternité.

Il serait encore à désirer, que les prostituées qui sortent de cet Hospice fussent évacuées sur le Dépôt, car la mise en liberté de ces femmes a souvent compromis très-gravement la santé publique. La police ne peut, en effet, reprendre son action sur la plupart de ces accouchées, qui, dispensées de la visite au huitième mois de la gestation, ne se pressent pas de se faire réinscrire après leur délivrance. Il est donc instant de mettre ce point en harmonie, avec les diverses modifications réglementaires dont les maisons de secours sont susceptibles, sous le rapport de leurs mutuelles relations et des conséquences prévues de cette réciprocité.

Hospice des Enfans-Trouvés. — Ce n'est guère que médiatement et par l'entremise de la Maternité qu'il peut s'établir des rapports entre l'Hospice des vénériens et celui des Enfans-Trouvés. Cependant, il est quelquefois arrivé que des nouveaux-nés ont été transférés du dépôt à la *Manufacture* (1). Par contre, le dépôt a souvent reçu des pensionnaires de l'Hospice des Enfans-Trouvés : je veux parler des nourrices infectées par les enfans qu'on leur avait confiés. Je dois aussi mentionner les nourrissons qui nous sont parfois arrivés syphilitiques par le fait d'un allaitement contagieux. C'est dans les salles du civil, que sont ordinairement placés ces malades.

Hospice des Aliénés. — Il existe des exemples peu nombreux de prostituées qui, reconnues atteintes d'aliénation mentale, aient été dirigées du dépôt sur l'Hospice des Aliénés. Depuis sept ans que je suis attaché au service médical des vénériens, je n'ai pas connaissance d'un fait pareil ; c'est à peine si, en compulsant les registres de l'Hospice, j'ai trouvé deux cas de cette nature ; et cela se conçoit,

(1) Nom de localité donné à l'Hospice des Enfans-Trouvés.

quand on sait à quelles formalités interminables, se rattache l'admission gratuite aux geoles des aliénés de Bordeaux. Il existe pour arriver à cet Hospice, même en souscrivant aux frais voulus par les réglemens, une foule de difficultés qui rebutent souvent les familles des malheureux, dont la démence est juridiquement et médicalement constatée. J'indique cet état de choses sans chercher à en caractériser les causes ; il est sans doute des raisons qui militent en faveur de ces obstacles ; mais il y aurait progrès bien entendu, philantropie honorablement efficace, à laisser plus facile, aux aliénés, l'abord d'une maison où des soins spéciaux peuvent leur être appliqués.

Dans plusieurs occasions, la police et l'administration du Dépôt ont évacué sur la maison d'arrêt de Cadillac des prostituées bien et légalement convaincues d'aliénation mentale. Cette espèce de Salpêtrière départementale, où des femmes criminelles subissent les peines qui leur ont été infligées par les tribunaux, n'offre cependant pas, comme objet de thérapeutique phrénologique, toutes les garanties désirables. Ce n'est pas qu'il y ait de la faute des hommes de l'art, à qui se trouve remis le mandat de soigner ces malheureuses; mais la disposition des lieux, la lettre des statuts, et par dessus toutes choses, l'agglomération de tant d'infortunes diverses, s'y opposent à la rationnelle application des moyens indiqués par un traitement approprié.

Maison de la Miséricorde. — C'est une belle et touchante chose que le dévoûment de ces anges du Ciel, descendus dans les réduits où l'autorité ramasse et séquestre l'immoral immondice de la débauche, afin d'y répandre la parole de consolation et d'y semer les germes du repentir chrétien. Quel plus édifiant prosélytisme que celui qu'exercent, sur les prostituées, les dames de la Miséricorde ! Il

faut avoir vu la douceur, la constance, la tendresse de ces
envoyés de Dieu pour comprendre toute la pureté de leur
mission ; rien ne ralentit le zèle , rien ne peut refroi-
dir la ferveur qui les anime. En butte aux sarcasmes les
plus indécens, aux refus, aux doléances, aux caprices,
aux étourderies d'une foule d'être méprisables, elles n'en
sollicitent pas moins un retour, que souvent elles arra-
chent aux plus obstinées à suivre la voie du déréègle-
ment.

Je ne puis taire ici, le dévouement inoui de la
sainte et noble fille de la Miséricorde qui vient journellement dans les salles des vénériennes, braver tout ce qui
révolte la délicatesse du sexe, tout ce qui répugne non-
seulement à l'appréciation la plus vulgaire des sens,
mais encore à l'usage moral des facultés du cœur et
de l'esprit ; et pourquoi ? pour ramener à l'honnêteté, à la
religion, au devoir, des ames perdues, flétries par le
vice autant que par la contagion. Que la bonne *demoiselle
Rosalie* trouve dans ces lignes un juste hommage rendu à
sa persévérance par le plus désintéressé de ses admirateurs.
Mais comme elle fait chérir la vertu, comme on déifie la
morale qui lui prescrivent de si précieux enseignemens !

Le nombre des prostituées qui se rendent de l'Hospice
à la Miséricorde est donc assez nombreux, et leur trans-
lation n'a jamais lieu qu'après une guérison radicale,
comme bien on le pense. Ces filles, rayées conditionnellement du registre matricule, sont admises dans la maison
de refuge , et là, savent parfois ne pas démentir les espé-
rances qu'elles ont données, de vivre dorénavant tran-
quilles et vertueuses. Il en est qui sortent du couvent après
un assez logn tems d'épreuves, et qui rentrent au sein de
leur famille pour y reprendre le titre et les qualités de
bonne fille , de sœur irréprochable , d'épouse honnête et

fidèle ; mais il faut convenir aussi que, pour beaucoup de prostituées, la Miséricorde n'est qu'un moyen adroit de se soustraire aux recherches sanitaires, et qu'après un séjour momentané dans cet asile, elles en sortent pour se livrer clandestinement à leurs premiers travers. On devine que des moyens actifs sont employés pour reprendre, au plus tôt, ces religieuses improvisées et les replacer sous la main tutélaire de l'autorité.

La Miséricorde a donc, moralement parlant, une grande influence sur la prostitution ; mais considérée au point de vue hygiénique, elle ne dispense pas de la création d'une *maison de convalescence*, dont j'ai déjà fait sentir toute la valeur. Les soins de propreté, les indications de la plus simple prophylactique sont négligés dans ce refuge ; et dans plus d'un cas des filles qui, guéries de syphilis, ont pris le parti de se rendre au couvent, en sont revenues, après un laps de tems plus ou moins long, dans un état complet de récidive. Cette observation a trait surtout à ce qui tient aux inflammations muqueuses du conduit vulvo-utérin, et aux végétations qui en sont si fréquemment les suites. Encore un coup, les règles de la maison religieuse interdisent les plus simples notions hygiéniques, et ne peuvent rien ajouter à la confirmation d'une convalescence. Il faut donc, si le pouvoir veut sérieusement extirper la syphilis à Bordeaux, qu'il consente à l'établissement de l'annexe dont il s'agit. A ce prix seulement la prostitution et son cruel résultat, décroîtront tous les jours d'une manière notable.

Dépôt de mendicité. — Il y a de fréquens rapports entre le Dépôt de mendicité et l'Hospice des vénériens, presque tous relatifs à des sujets atteints d'affections chroniques. Le paupérisme des grandes villes entraîne après lui tant d'infirmités morales et physiques ; il y a dans ces classes

nomades une si étrange dépravation, que dans les captures
faites au profit du Dépôt de mendicité ; il n'est pas rare de
trouver des individus porteurs des symptômes syphilitiques
les plus hideux.

Les pauvres vieilles femmes qui arrivent à l'Hospice du
Guet-à-Cheval en passant par la maison de Terre-Nègre
sont donc, sous le rapport sanitaire, dans un délabre-
ment organique affreux. Tantôt ce sont des ulcères phagé-
déniques, des dégénérescences, des transformations de
tissu qu'elles offrent à l'observation ; tantôt elles présentent des fistules urinaires ou stercorales, des déchirures
complètes du périnée, des cicatrices suppurantes dans les
aines ; d'autres fois ce sont des pustules profondes du cuir
chevelu, des caries palatines et nasales ; en un mot, et
cela se conçoit, c'est chez ces malheureuses, vieillies dans
la chronicité du virus, que se remarque le mal vénérien
avec ces caractères oubliés, et pour ainsi dire fabuleux,
dont parlent les anciennes monographies.

Il serait à désirer qu'une salle à part renfermât ces
sujets à diathèse, que, durant mon service à l'Enclos, je
mets, autant que faire se peut, dans une même série
de lits.

Telles sont les relations à peu près complètes qui s'établissent journellement entre l'Hospice des vénériens et les
diverses maisons de secours de la ville. En les grouppant
ici, j'ai eu surtout en vue d'en régler la forme et
d'en éloigner quelques abus qui nuisent encore à leur
commune efficacité pour le bien général.

CHAPITRE VI.

PROPHYLACTIQUE DE LA SYPHILIS.

PRÉSERVATIFS ANCIENS. — MODERNES. — M. LE DOCTEUR LISFRANC. — LA VISITE, SEULE EFFICACE. — COMMENT ON DOIT Y PROCÉDER. — JONGLERIES DU CHARLATANISME.

Un mal aussi funeste que la syphilis, une infection qui gagne de proche en proche toutes les catégories sociales, une altération morbide dont les effets portent non-seulement le désordre dans les individualités, mais atteignent encore les familles jusques dans la plus étroite intimité, ce mal, dis-je, a dû reveiller toutes les sollicitudes et mettre la philantropie des observateurs dans un état continuel de surveillance. Admettant que la maladie vénérienne reconnaissait pour cause un virus *sui generis* ; certains, par voie d'expérience, que le mode de transmission qu'elle affecte est une contagion toute particulière ; les hommes de l'art, qui ne procèdent que par inductions rationnelles, ont pu concevoir l'existence possible de moyens neutralisans, de préservatifs cachés et leurs travaux se sont exercés à découvrir ces antidotes que la nature, avare de ses secrets, abandonne plutôt au hasard qu'à la persévérance et à l'opiniâtreté des recherches. La découverte du vaccin, si miraculeusement saisie par les contagionistes anglais de la fin du dernier siècle, ranima les efforts des médecins, dont tous les travaux étaient dirigés vers l'invention d'un anti-syphilitique démontré. Aussi les recettes, les compositions secrètes, investies de la vertu réellement préservatrice, inondèrent-elles, à cette époque, le monde médical.

Le charlatanisme, toujours si empressé d'exploiter une circonstance favorable, fut surtout ingénieux à proposer de sublimes découvertes, de précieux moyens qui anihilaient le virus vénérien et rendaient le coït exempt de dangers.

On pense bien qu'il n'entre pas dans mes vues d'analyser un à un chacun de ces procédés, dont l'expérience a fait et fait encore tous les jours justice ; mais pour donner quelque valeur à ce chapitre, je me demanderai : « *S'il* » *existe réellement un préservatif de la syphilis* » ; et pour conclure dans la question, j'examinerai succinctement les principaux moyens indiqués.

M. le professeur Lisfranc, dans un cours particulier de maladies vénériennes, fait en 1821 à l'école pratique et de perfectionnement, donna à cette évaluation prophylactique tous les détails qu'elle comporte, toute l'importance hygiénique qui s'y rattache. C'est sur des notes recueillies à ce cours que j'établirai les considérations suivantes :

Je ne dirai rien du fameux savon anglais, antidote secret, dont la dissolution n'a jamais empêché ceux qui en faisaient usage d'être infectés par un acte impur ; je me tairai aussi sur le préservatif espagnol dont la faculté de médecine de Paris s'occupa si gravement en 1807, et qui amena au sein de la commission chargée d'en déterminer les propriétés de si burlesques débats et une diversité d'opinions si étranges. Cette discussion, qui rappela celle de 1772 relative au fameux de Préval, ne mérite même pas une mention particulière. Il y a de ces souvenirs scientifiques qu'il ne faut jamais exhumer de la poussière de l'oubli, pour l'honneur des corps académiques auxquels

ils appartiennent. Les procédés simples, les méthodes
avouées sont, au surplus, les seuls qu'il convient d'examiner consciencieusement pour en déduire les avantages
et les inconvéniens.

Et d'abord, le bain local d'urine, si vanté comme moyen
immédiat, comme lotion chaude et acidulée, est-il vraiment préservatif? Tout en admettant que cette précaution
puisse enlever le virus, nettoyer l'urètre et atténuer les
effets de l'absorption, toujours reste-t-il à prouver la fidélité qu'on lui suppose si gratuitement. L'observation de
tous les jours, démontre au contraire l'inefficacité de cette
manœuvre, qui, pour être utile par induction, n'est pas
essentiellement anti-vénérienne.

Il en est de même des lotions froides qu'on a conseillées
avant l'intromission, comme susceptibles d'abaisser subitement la température locale; comme si la turgescence
érectile, si indispensable dans l'accomplissement de l'acte
copulatif, ne ramenait pas instantanément la chaleur organique et ne remettait pas tout *in statu*.

On a proposé très-sérieusement le bain local dans une
dissolution de deuto-chlorure de mercure, soit avant, soit
après le coït. Mais indépendamment de la non préservation
par ce remède, il peut arriver de son usage le contraire
de ce qu'on en attend. Je connais un individu qui, pour
se garantir de tout accident, avait, par des conseils d'ami,
usé de ce bain mercuriel, et qui, au sortir d'une conversation fort innocente, se trouva atteint d'une urétrite très-
aiguë, exclusivement due à l'emploi de cette imprudente
précaution.

Les frictions d'onguent napolitain dont on recouvre
tout l'appareil génital externe, avec l'attention de n'en
pas introduire dans le méat urinaire, sont encore un de ces
moyens préconisés sans raison, et qui, en regard de nom-

breux inconvéniens, n'offrent pas la plus légère compensation.

« Il est un procédé généralement suivi, dont l'usage est devenu pour ainsi dire universel, et qui forme une branche d'industrie assez fructueuse : je veux parler des capsules membraneuses imaginées par M. Condom. Ce vêtement ingénieux, qui enveloppe l'organe en se collant sur toute sa périphérie, peut, en effet, dans une infinité de cas, devenir le préservatif de la syphilis; mais le tissu léger de ces poches intestinales, ce cœcum d'agneau si artistement travaillé, peut se rompre sur quelques points et devenir ainsi un insignifiant hors-d'œuvre. Deplus, il est sans action sur les parties qu'il ne recouvre pas, et par là ne préserve ni des ulcérations du scrotum, ni des pustules de la marge de l'anus, ni d'une foule de symptômes qui dépassent en gravité toutes les localisations morbides de l'appareil érecteur.

Je bornerai là cette énumération de prétendus préservatifs; et quelqu'incomplète qu'elle soit, on pourra facilement en conclure, que de tout le bruit qu'on a fait pour arriver à une prophylactique sûre de la syphilis, il ne reste que déception et charlatanisme.

Néanmoins, on aurait tort de bannir, comme nulles, les précautions de propreté qui, dans cette spécialité, plus que partout ailleurs, peuvent avoir une si grande influence comme modératrices de la contagion. Les lotions, chez l'homme, et surtout chez la femme, se trouvent en première ligne dans cette série de moyens; on peut les chlorurer légèrement ou les aromatiser avec quelqu'essence végétale qui stimule les surfaces muqueuses, les absterge et les nettoie, les place, en un mot, dans des conditions d'infection moindres sous tous les rapports. M. Lisfranc, qui reconnaît l'efficacité de ces ablutions et en prescrit l'emploi, dit néanmoins, sous la forme aphoristique et avec

l'abandon de langage qu'on lui connaît : « Consommez au
» plus tôt le coït, et gardez-vous des bords ; car il y a plus
» d'épines à l'extérieur du vagin que dans sa cavité ». On
voit qu'alors qu'il donnait ce conseil à ses élèves, le chirurgien distingué dont il s'agit, n'était pas tourmenté de
la *carcinomanie* du col utérin, qui depuis, est devenue son
idée fixe et le point de mire de toutes ses observations.

Un des objets capitaux de la prophylactique vénérienne,
celui qui doit, surtout à l'époque positive où nous vivons,
avoir quelque poids comme mesure hygiénique, (car il n'y
a de vrais que les moyens démontrés), c'est la visite des
organes. A coup sûr, la syphilis, qui, depuis plusieurs années, est devenue une maladie rare et dégénérée de sa
propre nature, perdrait toutes ses fâcheuses influences, et
décroîtrait jusqu'à la simple inflammation gonnorhéique, si
l'acte vénérien n'était jamais exercé qu'entre gens qui se
seraient mutuellement assurés de leur état sanitaire. Cette
proposition est tellement logique, que, chez les prostituées
qui ont adopté la visite des hommes comme mesure générale,
le dispensaire ne trouve presque jamais rien à dire. Aussi
exactes pour elles que pour les individus avec qui elles
établissent des rapports, elles se conservent saines, en
dépit de tous les dérèglemens et des excès de table, si favorables comme auxiliaires, au développement des germes
syphilitiques ; tandis que chez les femmes qui, par bon
ton, fausse pudeur, ou ignorance, n'usent pas de
leurs droits d'examen en cette occasion, il y a fréquemment maladie observable, affection primitive, ou récidive
après guérison bien confirmée, et cela sans qu'aucun
accessoire extra-hygiénique y ait poussé.

C'est ici le cas de dire, en peu de mots, comment on doit
procéder à cette visite qui, du reste, peut induire à er-
reur bien des gens dont l'habitude, à ce genre d'investigation, n'est pas faite. Pour ce qui concerne les hommes

rien n'est plus facile ; car les symptômes localisés à la
région pénienne sont du ressort des yeux , et pour recon-
naître la blennorhagie qui se dévoile quelquefois par
la rougeur extrême du méat et le gonflement inflamma-
toire des lèvres de l'orifice , il suffit de comprimer l'urètre
de bas en haut , afin de s'assurer s'il ne sécrète pas quelque liquide morbifique.

L'examen de la femme entraîne à plus de détails ; aussi
tout le monde n'est-il pas apte à le faire exactement
et de manière à ne pas errer sur les conclusions qu'on
en peut tirer. Il est , notamment parmi les prostituées du
dispensaire , des sujets atteints de lésions plus ou moins
graves dans la continuité de tissu de l'appareil génital externe. Ces cas de pseudo-syphilis , qui en imposeraient aux
visiteurs , ont des caractères que les gens de l'art ne peuvent confondre avec ceux des ulcérations vénériennes proprement dites. Voici néanmoins comme il convient d'agir :
après avoir *vu et touché* les aînes, le pubis , l'extérieur
des grandes lèvres , pour savoir s'il n'existe pas dans ces
régions des pustules , des végétations , des adénites , on
écarte la vulve , et on visite avec soin sa surface muqueuse,
les nymphes , le clitoris, l'orifice de l'urètre et l'ouverture
du conduit vulvo-utérin ; on doit apprécier la coloration
particulière de ces parties , leur humidité , l'intégrité de
leur texture , se gardant bien de confondre un flux simple-
ment muqueux avec l'exsudation puriforme de la blennorhagie , ou la sanie épaisse qui suinte des chancres;
on ne confondra pas non plus les caroncules myrtiformes
avec des hypertrophies membraneuses et syphilitiques ;
puis on presse l'urètre , on regarde avec attention l'isthme
du vagin , lieu où séjournent habituellement les ulcérations, dites primitives ; on porte son attention sur des pla-
ques rouges ou vasculaires de la membrane muqueuse ,

indices trop souvent assurés du prochain développement des érosions vénériennes. La fourchette, l'anus à sa marge et au-dessus de son sphincter doivent être aussi l'objet d'un examen spécial.

De cette visite toute extérieure, on passe à celle du col de l'utérus. On se sert pour cela du *speculum*, instrument qui met à nu les parties profondes et permet de les explorer. Cette inspection est on ne peut plus importante, car une infinité de symptômes vénériens résident dans les régions cachées, et laissent intacts et sains tous les organes superficiels. Bien des fois j'ai pu faire cette remarque au dispensaire, et j'en ai conclu, contrairement à la proposition du docteur Lisfranc, mentionnée plus haut, que si la vulve était surtout un passage épineux, dans beaucoup de cas l'aiguillon syphilitique se cachait sous les apparences extérieures les plus favorables, et siégeait dans le voisinage du col.

Les cavités nasale et buccale doivent aussi être soigneusement examinées; car elles peuvent devenir le siége d'ulcérations chroniques, de symptômes consécutifs qui suffisent à la transmission de symptômes semblables; les intervalles des orteils, des doigts, l'aisselle, les cheveux, peuvent aussi donner lieu à d'importantes observations; il ne faut enfin négliger aucune des régions de l'habitude extérieure, car le protée syphilitique peut, à l'instar des spiritualités dogmatiques, trôner partout et nulle part.

Je n'ignore pas que cette visite ainsi complète, puisse encore n'être d'aucune utilité pour les personnes qui, étrangères à la connaissance des organes sains, ne peuvent établir les caractères morbides qu'ils offrent parfois sur aucun parallèle possible; mais comme il est certaines altérations qui frappent les sens d'une manière palpable; comme il est souvent facile d'apprécier un symptôme qu'on

a déjà vu autre part, la visite est encore de toutes les garanties voulues en pareil cas, la meilleure, la moins su-
jette à inconvéniens, la plus péremptoire enfin ; c'est sans
contredit à son exercice bien réglé, bien entendu par l'autorité, qu'on doit la disparution progressive des cas graves
de syphilis, qu'offraient jadis les prostituées, et que présentent encore, en si grand nombre, les filles insoumises et les
hommes qui hantent les maisons dites de passe. C'est à cette
mesure enfin, qu'il faut attribuer le satisfaisant état de la
santé publique dans les masses des grandes villes, où
jadis la maladie portait ses plus cruels ravages.

La visite est donc le seul système prophylactique que l'administration puisse mettre en usage comme moyen d'hygiène ; car il ne peut et ne doit jamais entrer dans ses vues
d'encourager le succès de telles ou telles méthodes, qu'on
lui proposerait comme préservatrices de la syphilis. Dans
le zèle paternel qui l'anime pour l'extinction d'un mal
objet de ses plus pressantes sollicitudes, elle ne doit pas
oublier que la morale publique est, pour elle, un dépôt non
moins précieux que la santé de ses concitoyens. Or,
soumettre seulement à des expériences publiques les prétendus antidotes qui lui seraient offerts par de scandaleux
spéculateurs, ce serait favoriser le charlatanisme le
plus effréné ; ce serait donner au vice une prime trom-
peuse et composer avec la débauche, que son premier,
son plus sacré mandat est de maîtriser et de vaincre sans
cesse. Nos magistrats ont trop le sentiment de leurs devoirs, pour être jamais accessibles aux propositions que
des hommes sans pudeur pourraient leur adresser à cet
égard. Ils savent trop bien que l'intrigue aux cent faces
ne pourrait leur offrir rien de concluant en ce genre ; et
quand même on aurait à leur faire connaître un préservatif
infaillible de la maladie, ils ne lui donneraient certes pas

la sanction de leur autorité, l'approbation de leur conscience, car il y aurait dans cet acte seul une négation forcée de toute leur conduite antérieure, car ils effaceraient, par cette complaisance inouie, les précédens honorables qui les recommandent à l'estime et à la vénération de leurs administrés.

Que les Préval modernes cherchent donc ailleurs qu'à Bordeaux un théâtre où ils puissent étaler impunément la turpitude de leurs annonces et le résultat obscène de leurs théories. De semblables lazzis n'auraient pas cours dans notre ville, où, à défaut du bon sens des masses, nous trouverions au moins dans la mansuétude de nos municipaux, un refuge assuré contre les hideuses tentatives d'un empirisme dégradant et dangereux.

Pour procéder dans ce parallèle, il m'eût été facile de mettre en saillie les mesures sagement coërcitives de l'autorité, qui délimite avec soin les quartiers permis aux prostituées et qui, de jour en jour, rétrécit si activement le cercle dans lequel elles peuvent se mouvoir. J'aurais eu peut-être, à cet égard, à revenir assez au long sur la prostitution clandestine s'exerçant partout, et siégeant dans les lieux les plus réservés de la ville (1); j'aurais encore mis en lumière l'impunité dont jouissent ces maisons fatales à la santé et à la bonne harmonie des familles, et qui, bravant jusqu'au contrôle du voisinage, scandalisent par leur existence avouée au milieu des rues les plus populeuses de la cité, vis-à-vis des établissemens religieux, des pensionnats de demoiselles, des institutions morales, etc.

Mais à côté de ces abus, que ne peut manquer d'atteindre un jour l'action bienfaisante du pouvoir, je n'eusse pas oublié de placer les règlemens sages et tous dérivés d'une pensée d'ordre et de décence publique, qui défendent ces stations de filles aux coins de nos carrefours, ce dégoûtant raccrochage si indignement toléré à Paris (2); ces garanties, cette sécurité que, dans les lieux les plus ouvertement dévoués à la débauche, personne ne trouve jamais absentes ou illusoires.

Il m'eût fallu parler de la stricte observation de la police des spectacles, des places qui sont désignées aux pros-

(1) Au risque de me répéter, je dois encore signaler cette fraude du vice, qui sait si ingénieusement s'exercer et commander de hautes influences magistrales. La prostitution clandestine, voilà le *delenda est Carthago* de l'hygiéniste sincèrement attaché aux fonctions tutélaires qui lui sont remises.

(2) Depuis peu, la hideur de ces scandales en plein air a reçu à Paris d'importantes modifications.

tituées dans ces réunions, des régles qu'elles doivent observer partout où leur présence est supportée; enfin, et c'était un fait à noter, de la suppression, dans les *lupa-naria* des bas quartiers, de ces danses bruyantes et scandaleuses, reste impur des vieux usages et des anciennes tolérances pour la débauche de l'étage le plus inférieur (1).

A combien de détails m'auraient entraîné de semblables corollaires? Les mœurs, les habitudes, la physionomie spéciale de la prostitution dans notre ville sont, en effet, dans des conditions toutes particulières. Les statuts des maisons publiques, les coutumes et les obligations des dames qui les tiennent, les rapports des prostituées avec ces dames, l'indépendance des filles en chambre, rapprochées du servilisme abject de celles qui se soumettent aux exigences des matrones, la question des souteneurs, des amans, des proxénètes, celle non moins grave des attachemens saphiques et autres goûts anti-naturels, voilà autant de points qui mériteraient un examen sérieux dans un traité didactique, et qui ne seraient que des hors-d'œuvre dans la brochure que je publie aujourd'hui.

N'aurais-je pas encore pu mettre en relief une des causes essentielles du débordement social, auquel tient l'état de prostitution dans nos grandes cités? Dans un ouvrage complet sur la matière, aurais-je négligé de flétrir l'incurie législative de notre époque, qui s'intitule réformatrice et généreuse, et qui laisse dans un abandon total l'éducation publique des femmes, la morale collective et la participation plus ou moins directe qu'elles

---

(1) L'extirpation de cet abus quasi séculaire, entreprise par MM. les commissaires Chauvin et Parison a été totalement accomplie par M. Panel.

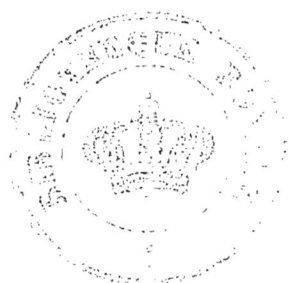

TABLE.

———o———

ERRATA.

Avant-propos, pag. 8, lig. 3, au lieu d'utiles inventions ;
lisez : *d'utiles innovations.*

Page 11 , 2.me alinéa , 4.e ligne , au lieu de plein pied ;
lisez : *de plain-pied.*

Page 66 , 6.me ligne , au lieu d'être méprisables ; lisez :
d'êtres méprisables.